ISBN 978-3-662-27810-9   ISBN 978-3-662-29310-2 (eBook)
DOI 10.1007/978-3-662-29310-2

Berlin, den 21. Dezember 1921
Gedruckt mit Genehmigung der Tierärztlichen Hochschule zu Berlin
Referent: Prof. Dr. Schöttler

Meinen lieben Eltern

in Dankbarkeit gewidmet!

Betrachtet man die Arbeiten über die Sterilitätsforschung, so kann man beobachten, daß diesem für unsere Volkswirtschaft so bedeutsamen Gebiet in den letzten Jahrzehnten besondere Beachtung geschenkt worden ist.

Eingehend hat man sich mit der Physiologie und Pathologie der Geschlechtsorgane befaßt und, je nachdem man den Sitz des die Sterilität bedingenden Leidens mehr in den Ovarien oder dem Uterus erblickte, verschiedene Behandlungsmethoden zur Sterilitätsbekämpfung angewandt. Die Meinungen über die Zweckmäßigkeit der einen oder der anderen Behandlung sind, ebenso wie die Meinungen über die pathologischen und physiologischen Zusammenhänge der Genitalorgane, auch heute noch geteilt.

Immer mehr neigt man jedoch dazu, in Primärerkrankungen der Gebärmutter den Ausgang der Unfruchtbarkeit zu sehen.

Lange Zeit bestand bei den Autoren eine Meinungsverschiedenheit über die Bedeutung zweier infektiöser Krankheiten, nämlich über den infektiösen Scheidenkatarrh und den infektiösen Abortus der Rinder. Besonders Schweizer Autoren waren der Meinung, nicht nur Umrindern und Nichtrindern, sondern auch den Abortus in den Rindviehbeständen dem ansteckenden Scheidenkatarrh zuschreiben zu müssen.

Im allgemeinen hat man jedoch nach der Entdeckung des Abortusbacillus durch *Bang* dem Scheidenkatarrh die Bedeutung als Ursache des Verwerfens abgesprochen. Eine Reihe Autoren messen dem Scheidenkatarrh für die Konzeption der Tiere keine Bedeutung mehr bei. Andere leugnen sogar einen selbständigen Scheidenkatarrh. Allgemein neigt man nun dazu, die Störungen in der Konzeption in Beständen, die mit seuchenhaftem Abortus infiziert sind, diesem Leiden oder seinen Komplikationen zur Last zu legen. Bei dem lebhaften Viehhandel hat das ansteckende Verkalben eine gewaltige Verbreitung genommen, und groß sind die Schäden, die durch Ausfall an Kälbern, geringere Milchleistung der abortierenden Kühe und die sich sehr häufig anschließende Unfruchtbarkeit der Tiere entstehen.

Aufgabe der Arbeit soll es in erster Linie sein, festzustellen, ob die häufig in den verseuchten Beständen auftretende Unfruchtbarkeit durch eine Abortinimpfung zu beheben ist. Die günstige Wirkung des Abortin ist von einigen Autoren beobachtet worden, ebenso lebhaft aber von anderen bestritten.

Gleichzeitig werde ich auch einige andere die Sterilitätsforschung interessierende Beobachtungen wiedergeben, die ich bei meinen Untersuchungen machen konnte.

Zur Lösung meiner Aufgabe ist es zunächst erforderlich, an Hand der Literatur auf die pathogene Wirkung des Abortusbacillus für das Muttertier und die Beziehungen des infektiösen Abortus zur Sterilität einzugehen.

Die Folgen der Infektion für das Muttertier sind in erster Linie zu prüfen, um sich eine Vorstellung zu machen, auf welche Weise die Sterilität nach Abortusinfektion zustande kommt. Nur wenn der Abortusbacillus eine pathogene Wirkung hervorruft, die geeignet ist, Sterilität herbeizuführen, sei es durch allgemeine Schädigung des Organismus oder durch Lokalleiden in den Geschlechtsorganen, wird man von einer Impfung einen Erfolg erwarten können.

Von einer Wiederholung der so häufig in der Literatur aufgezählten Sterilitätsursachen (*Zschokke*, *Heß*, *Albrechtsen*, *Harms*, *Wester*) werde ich absehen. — Sodann sind zur Beurteilung der Frage die mit Abortin und anderen Impfstoffen gemachten Erfahrungen kurz heranzuziehen.

Auf Grund dieser Literaturangaben und meiner eigenen klinischen Beobachtungen und Untersuchungen werde ich am Schluß den Wert der Abortinimpfung für die Sterilitätsbekämpfung in Abortusbeständen beurteilen.

Literatur.

Entsprechend dem Vorkommen der Abortusbacillen in Gebärmutter und Euter wären hier in erster Linie die pathologischen Veränderungen zu suchen.

Auf die Ausscheidung der Abortusbacillen mit der Milch ist von *Zwick* und *Krage, Coton, Robinson, Steck, Evans* hingewiesen. Trotz jahrelanger Ausscheidung des Abortusbacillus mit der Milch (6—7 Jahre nach *Robinson*) ist jedoch weder am Euter noch an der Milch eine Veränderung nachzuweisen.

In der Gebärmutter scheint der Abortusbacillus nur während und kurz nach der Trächtigkeit seine günstigen Lebensbedingungen zu finden. Ein Ausscheiden des Abortusbacillus aus der Gebärmutter hört nach den Untersuchungen von *Robinson* 6—8 Wochen nach einem Abortus auf.

Dieselbe Ansicht vertritt *Haupt*, der ebenso wie *Robinson* für einen neuen Abortus eine Neuinfektion vom Euter aus verantwortlich macht.

Bevan berichtet, daß die Bekämpfung des infektiösen Abortus in Rhodesien sich auf die Erfahrung stützt, daß der Abortusbacillus sich im nichtträchtigen

Tiere kaum länger als 6 Monate halten kann. Die infizierten Herden werden deshalb während dieser Zeit ohne männliche Tiere gelassen.

Die Frage, ob die Bacillen aber wirklich vollständig verschwinden oder im Uterus persistieren, ist noch nicht eindeutig geklärt.

Holth nimmt an, daß es sich bei einem zweimaligen Abortus sicher oft um dieselbe Ursache handelt, indem es vor Abschluß des Uteruskatarrhs zu einer neuen Trächtigkeit kommt.

Kaltenegger hat aus dem Uterus einer Kuh, die 4 Monate zuvor verworfen hatte, Abortusbacillen züchten können.

Robin hat den Erreger noch 50 Tage nach einem Abort im Uterusexsudat nachgewiesen.

Über die pathologische Anatomie des Uterus beim infektiösen Abortus ist verhältnismäßig wenig bekannt. Es handelt sich zum Teil nur um ganz allgemein gefaßte Angaben.

Als erster hat *Nocard* die pathologisch-anatomischen Erscheinungen beim infektiösen Abortus studiert. Er hat in seinen Arbeiten die Frage geprüft, ob das seuchenhafte Verwerfen ein Lokal- oder Allgemeinleiden des Muttertieres darstellt oder ob es sich um eine Erkrankung des Foetus und seiner Hüllen handelt.

Das Muttertier wies vor und nach dem Verwerfen kein Fieber auf, keine Veränderungen von Harn, Blut und Milch. Ebenfalls waren in den verschiedenen Geweben des Muttertieres weder makro- noch mikroskopisch oder durch bakteriologische Untersuchungen Veränderungen nachzuweisen. Zwischen der Schleimhaut des Uterus und den Fruchthüllen, in den Krypten der Karunkeln und der Kotyledonen fand *Nocard* eine gelbe, mukopurulente, mit Flocken untermischte Flüssigkeit. Da er jedoch an der Uterusschleimhaut bei der histologischen Untersuchung keine Veränderung nachweisen konnte, erklärte er das seuchenhafte Verwerfen als eine Erkrankung des Foetus und seiner Hüllen. Die Sterilität, die nach Abortus folgt, erklärte *Nocard* durch die acide Reaktion der uterinen Flüssigkeit, in der die Bakterien persistieren.

Bang stand ursprünglich im Gegensatz zu *Nocard* und bezeichnete den Krankheitsprozeß als einen spezifischen Uteruskatarrh. Diese Ansicht hat *Bang* später aufgegeben. Er hatte angenommen, daß das sehr reichliche Exsudat mit einer Anzahl abgelöster epithelialer Zellen und Detritus von der Uterusschleimhaut und nicht von dem dünnen Chorion stammt. Er legt nunmehr der Herkunft dieses Exsudates kein großes Gewicht bei, gibt aber zu, daß in der Regel das Chorion stärkere Entzündungserscheinungen als die Schleimhaut aufweist.

Genauere Untersuchungen des Uterus sind von *Sven Wall* ausgeführt. Nach ihm kommt es bei einer Infektion des graviden Uterus mit epizootischem Abortus in erster Linie zu einer purulenten Metritis und Chorionentzündung mit Nekrose. Der Prozeß lokalisiert sich an der Drüsenschleimhaut und dem glatten Chorion und weniger an den Karunkeln. Die über die Oberfläche ausgebreiteten Nekrosen greifen in der Regel nicht tief.

„Die Heilung dieser Veränderungen beginnt gewöhnlich mit Abortus oder Partus, kann jedoch auch derart eintreten, daß der Fötus intrauterin abstirbt und mumifiziert. Die Heilung wird begünstigt durch die Involution der Schleimhaut und erfolgt unter Sequestration oder Organisation der Nekrosen mit Narbenbildung. Die Epitheldecke regeneriert sich von unverändert gebliebenen Resten oder von dem Uterindrüsenepithel aus. Die Heilung hinterläßt gern eine nicht unbedeutende Atrophie und Sklerose der Schleimhaut. Eine reine Abortus-Pyometra scheint nicht oder nur selten vorzukommen."

Durch Sekundärinfektionen wird einerseits der Heilprozeß gestört, andererseits wird dadurch eine Retentio secundinarum hervorgerufen, die den Heilprozeß weiter beeinträchtigt durch Störung der Involution und dann durch tertiäre Infektion.

„Die sekundären Infektionen sind nicht spezifisch für den Abortus, vielmehr kommen hier verschiedene puerperale Infektionen in gleicher Weise wie bei normalen Geburten in Betracht. Zwei Infektionen treten mit Vorliebe auf, nämlich Streptokokken- und Pyogenes-Infektionen, die einzeln oder zusammen vorkommen oder gelegentlich mit anderen Bakterien, dem Bacillus des malignen Ödems (Geburtsrauschbrand), Starrkrampfbacillen, Nekrosebacillen, Colibacillen und Proteusbakterien und verschiedenen anderen (faulige Zersetzung des Uterusinhalts) vergesellschaftet sind."

„Alle diese Infektionen alterieren den Uterus, der dann während der Dauer der Alteration steril bleibt. Nach der Heilung verhindert die Atrophie, Sklerose und Ektodermoisierung des Uterus oft jede weitere Konzeption."

Sven Wall gibt an, daß von 69 Abortuskühen nach dem Verwerfen 47 = 68,1% normal gekalbt, 7 = 10,8% wieder verworfen haben, 15 = 21,7% steril geblieben sind.

Zwick und *Zeller* bestätigen die Angaben von *Nocard* und *Bang*, daß es sich bei dem infektiösen Abortus sowohl um eine lokale Erkrankung des Muttertieres, im besonderen um einen chronisch eitrigen Gebärmutterkatarrh (*Bang*), als auch um eine Erkrankung des Foetus handelt.

Nach *Zwick* ist die Ursache des Umrinderns teils eine direkte, teils eine indirekte; es könne nämlich sowohl auf einem durch den Abortusbacillus verursachten Uteruskatarrh oder einer durch ihn hervorgerufenen Entzündung der Eierstöcke oder der Eileiter beruhen oder andererseits nach den Untersuchungen von *Albrechtsen* auf einer chronischen Entzündung des Uterus infolge Retention der Eihäute.

Mc. Fadyean und *Stockmann* haben den Uterus in der Regel normal gefunden. Sie beschreiben als seltenes Vorkommen ein leichtes Ödem des Uterus in der Nähe des Halses. Die Uterusmukosa ist makroskopisch intakt. In älteren Fällen werden viele Kotyledonen weicher, bisweilen sogar breiig. Ihre Färbung wird dann ausgesprochen gelb nekrotisch. Auf Querschnitten am Gewebe ist jedoch keine Nekrose zu entdecken. Der Abortus erfolgt in den früheren Stadien der Trächtigkeit mit den Fruchthüllen, in späteren Stadien kommt es zur Retentio secundinarum, die nur sehr schwer manuell zu lösen ist und zu den bekannten Folgeerscheinungen führt.

Holth führt das allgemein bekannte Zurückbleiben der Nachgeburt als Folge des Abortus an. Er läßt es dahingestellt, ob die Retentio auf ein Festwachsen zwischen dem placentaren Teil des Uterus und des Chorion infolge einer Entzündung entsteht. Nach der Geburt oder dem Abortus ist ein mißfarbiger Ausfluß aus der Scheide zu beobachten, der sich in einigen Tagen verlieren oder auch länger erhalten kann. Bei der nicht seltenen Einwanderung anderer pathogener Bakterien in den Uterus finden dieselben in der entzündeten Schleimhaut ausgezeichnete Lebensbedingungen und überwuchern den Abortusbacillus häufig gänzlich. Gefunden sind Staphylokokken, Streptokokken, Bac. pyogenes, Coli- und Nekrosebacillen. Das Entstehen anderer Infektionen wird auch begünstigt durch die mit der Abortusinfektion verbundene Exsudatanhäufung. Diese Infektionen sind sowohl die Ursache der septischen Metritiden als auch besonders der schleichenden Gebärmutterleiden und werden „ein zweifelsohne bedeutendes Moment in den Kausalitätsverhältnissen der Sterilität."

Holth hat in größeren Gutsbeständen, wo die Trächtigkeitsverhältnisse sehr schlecht waren, ohne daß Abortusfälle in größerer Zahl vorgekommen waren, bei sehr vielen Tieren positive Reaktionen gefunden. Die Sterilität resultiert aus

Metritiden, die mit der Abortusinfektion in direktem oder indirektem Zusammenhange stehen.

Reisinger spricht sich klar dahin aus, daß die im Gefolge des seuchenhaften Verwerfens auftretende Sterilität auf sekundäre Gebärmutterveränderungen zurückzuführen ist, die im Anschluß an die beim Abortus im höheren Trächtigkeitsstadium außerordentlich häufig zu beobachtende Retentio secundinarum auftreten und meist einen chronischen Verlauf nehmen.

Zu beachten ist nach *Reisinger* ferner, daß das Verwerfen in jedem Stadium der Schwangerschaft eintreten und bei Verwerfen in den ersten Monaten der Schwangerschaft insofern primär Sterilität bedingen kann, als von dem Laien nur Umrindern oder Nichtrindern, allerdings vergesellschaftet mit dem sogenannten Anschleimen oder Verschleimen beobachtet wird. Letztere Beobachtungen sind auch von *Wyss* gemacht worden.

Nach *Schumann* hinterläßt der Abortus oft vorübergehende Sterilität. Die Zahl der dauernd sterilen Tiere ist relativ niedrig. Das frühzeitige Zulassen der Kühe zum Bullen ist der Grund für das Umrindern. Infolge der in 90% der Fälle zurückbleibenden Nachgeburt tritt verzögerte Involution der Gebärmutter ein, und es besteht ein geringer Ausfluß. Während dieser Zeit hat eine Begattung wenig Aussicht auf Erfolg. *Schumann* verzeichnet 160 Abortusfälle. 93 mal trat normale Konzeption ein, von 53 umrindernden Kühen konzipierten 47 nach mehreren erfolglosen Sprüngen, bei 14 Kühen bestand länger als 3 Monate nach dem Verkalben Stillochsigkeit. Auch diese Tiere konzipierten später. Nur 5 Tiere mußten als unheilbar wegen Pyometra oder Endometritis ausgemerzt werden.

Beach hat von 24 Kühen, die abortierten, alle bis auf eine mit Ovarialtumor innerhalb der nächsten 5 Monate wieder trächtig werden sehen.

Nach *Thomsen* sind sowohl Muttertier wie Fruchthüllen und Foetus von der Infektion betroffen. Die Bakterien erzeugen zwischen Uterusmund und Chorion ein breiiges Exsudat von gelbbrauner bis mehr schokoladefarbener Färbung. Die Fruchtkuchen sind in verschiedenem Grade von der Entzündung betroffen. Die Frage, inwieweit die „reine" Abortusinfektion ein Hindernis für die Konzeption der Kühe bilden kann, läßt *Thomsen* offen. Er betont, daß Kühe, die auf der Flur verwerfen, selbst wenn sie nicht durch Ausspülungen oder dergleichen behandelt werden, häufig sehr leicht trächtig werden.

Nach *Büchli* verläuft das Verwerfen durch den *Bang*schen Abortus-Bacillus als ein oberflächlicher Entzündungsprozeß der Gebärmutterschleimhaut und der Eihäute ohne weitere bemerkbare Krankheitserscheinungen. Durch Zurückbleiben der Nachgeburt kann sich eine tödlich verlaufende Metritis oder eine schleichende Entzündung der Gebärmutterschleimhaut entwickeln, die Unfruchtbarkeit oder Fluor albus zur Folge hat.

Hutyra-Marek, Bongardt, Wolff sehen in Veränderungen der Gebärmutterschleimhaut, hervorgerufen teils durch den Abortusbacillus, teils durch nach dem Partus eingedrungene Erreger, denen der *Bang*sche Bacillus die Pforte zur Infektion geöffnet hat, die Ursache der Sterilität.

Als Folge einer Sekundärinfektion wird die Sterilität in Abortusbeständen weiter von *Schermer* und *Haupt* aufgefaßt.

Nach *Krupski* kann man auch bei positiver Agglutination und Komplementbindung und bestehender Endometritis nicht sagen, daß Abortusbacillen dieselben verursachen, da die gewöhnlichen bakteriologischen Methoden häufig vollkommen im Stich lassen. Möglicherweise handelt es sich auch hier um eine Sekundärinfektion mit irgendwelchen Mikroben.

Interessant sind in dieser Beziehung auch die Beobachtungen von *Williams Rivabello* und *Schermer*, die bei sterilen Tieren trotz positiver Agglutination im

Uterus selten Abortusbacillen gefunden haben. *Schermer* schließt aus dem Persistieren der Arbortusbacillen von einer Trächtigkeit zur anderen, daß dieselben im allgemeinen die Sterilität nicht hervorrufen. Wenn auch in allen Beständen, wo seuchenhaftes Verkalben herrscht, über das Nichtaufnehmen der Kühe geklagt wird, so hält *Schermer* es für verfehlt, daraus schließen zu wollen, daß der Abortusbacillus auch die Sterilität erzeugt. Die häufig eintretende Retentio secundinarum ist der Grund für das gehäufte Auftreten der Sterilität.

Auch *Albrechtsen*, der dem infektiösen Abortus in der Sterilitätsfrage die größte Bedeutung beilegt, scheint die nach dem Abortus auftretende Sterilität als Folge einer Sekundärinfektion aufzufassen, wenn er in der Retentio secundinarum die Veranlassung zu Infektionen sieht und dabei auf den infektiösen Abortus hinweist oder wenn er die chronische Endometritis auf eine Infektion der Geburtswege nach dem Kalben oder nach dem Abortus zurückführt.

Witt sieht die Abortusinfektion nicht allein als ein Lokalleiden, sondern als eine chronische und schleichende Erkrankung des Organismus an und mißt dieser allgemeinen Erkrankung des Organismus für die Sterilität in den Abortusbeständen die größte Bedeutung bei. *Witt* nimmt an, daß die Bangsche Infektion entweder die Bildung der für das Geschlechtsleben so wichtigen Hormone verhindere oder ihren Einfluß lähme und erklärt auf diese Weise die mit dem Abortus in Abortusbeständen erzielten Erfolge. Er spricht sich dahin aus, daß 95—99% der Fälle unbehandelt bleiben müßten, würde es für uns keine andere Behandlungsmethode der Sterilität geben als die von *Heß* oder *Albrechtsen*. Das Abortin soll in Abortusbeständen außer dem Verhüten des Verkalbens das Umrindern und Nichtrindern sowie die Unlust der Bullen zum Decken beseitigen. Jedoch wird von *Witt* nicht bestritten, daß bei zu spätem Impfen in veralteten Fällen mit Cystenbildung, Uterusleiden usw. ohne manuelle operative Eingriffe eine Heilung nicht mehr zu erzielen ist. Diese Fälle sollen aber zu den Ausnahmen gehören.

Außer von *Witt* und *Rautmann, Suslmann* und *Haase* sind mir keine Mitteilungen aus der Literatur bekannt, die dem Abortin auch auf die Konzeption einen Einfluß zuschreiben.

Dalkiewicz, der sich günstig über die Wirkung des Abortin bezüglich des Abortus ausspricht, hält es für nötig, alle „Tiere, die verwerfen oder sogar normal abgekalbt haben, aber infiziert sein können, ferner alle Tiere, welche Funktionsstörungen der Geschlechtsorgane aufweisen, zu untersuchen und entsprechend zu behandeln." Dabei hat sich *Albrechtsens* Verfahren gut bewährt.

Im übrigen sind die Ansichten über die Erfolge der Abortinimpfung in ihrer Wirkung auf das Verkalben geteilt. Neben guten Erfolgen von *Witt, Rautmann, Dalkiewicz, Raebiger, Poth, Dene, Wyss* wird über schlechte berichtet von *Hasenkamp, Eichhorn*.

Das Abortin ist ein von dem *Serum-Institut Dr. Schreiber, Landsberg a. W.* aus Abortuskulturen hergestelltes Bakterienextrakt, das sich nach *Stickdorn* dadurch auszeichnet, daß die Bakterienleiber fast ohne Rest in die wasserlösliche und daher in die vom Organismus leicht resorbierbare Form übergeführt werden.

Im allgemeinen ist über die Immunisierung bei Abortusinfektion zu sagen, daß durch Impfungen mit lebenden Kulturen bessere Erfolge erzielt worden sind (*Bang, Zwick, Zeller, Krage, Gminder, Robin, Robinson, Bevan*) als bei Impfungen mit abgeschwächten, abgetöteten Kulturen oder Extrakten.

Jede Immunisierung gegen seuchenhaften Abortus ist jedoch vorsichtig zu bewerten. Der Erfolg einer Impfung wird, je nachdem es sich um kürzer oder länger infizierte Bestände handelt, sehr verschieden ausfallen. In Beständen, wo das Verkalben bereits jahrelang herrscht, werden die Erfolge infolge Selbstimmunisierung der Tiere häufig Scheinerfolge sein. Eine einwandfreie Beurteilung wird nur möglich sein, wenn in größeren Beständen *gleichzeitig eine Reihe Kontrolltiere* vorhanden ist.

Die vom Reichsgesundheitsamt vorgenommenen Untersuchungen sind deshalb mit Kontrolltieren angestellt worden. Dabei gelang es, durch Abortuskulturen die Zahl der Abortusfälle im Verhältnis von 128 : 28 zu mindern. Es wird aber von dieser Seite hervorgehoben, daß die als Folgeerscheinungen des seuchenhaften Verkalbens aufzufassenden Leiden, wie das Zurückbleiben der Nachgeburt, das Umrindern und die Sterilität, unmittelbar durch die Abortusimpfungen nicht beeinflußt zu werden scheinen.

Eigene Untersuchungen.

Die Untersuchungen wurden in vier Beständen mit 115 Kühen ausgeführt. In drei derselben sind Abortusfälle vorgekommen. In einem Bestande ist nur Umrindern und Nichtrindern beobachtet worden. Durch die Agglutination wurde in allen Beständen Infektion mit dem *Bang*schen Abortus festgestellt. Die Blutuntersuchungen wurden in der Tropenabteilung des hygienischen Instituts der Tierärztlichen Hochschule zu Berlin ausgeführt.

Als positiv reagierend wurden Tiere mit einem Agglutinationstiter von 400 und darüber angesehen, während Werte von 200/400 als zweifelhaft und Werte unter 200 als negativ beurteilt wurden.

In den Beständen wurde eine genaue Anamnese über Abkalben, Verkalben, Rindern, Umrindern, Nichtrindern usw. erhoben und die Trächtigkeitsverhältnisse durch Untersuchung festgestellt. Bei den nichttragenden Tieren wurden die Geschlechtsorgane genau untersucht. Besonders berücksichtigt wurden Kühe mit Anomalien an den Geschlechtsorganen und solche, die 3 Monate nach dem Kalben noch nicht gerindert hatten. Bei letzteren Tieren jedoch ohne weiteres von Sterilität zu sprechen, wäre nicht richtig, da auch ohne jede Behandlung eine große Anzahl derselben später normal rindern und konzipieren kann.

Sodann wurden die Tiere dreimal mit Abortin (*Schreiber*) geimpft. Nur in einem Bestand *(Malchow)* ist zweimal geimpft worden. Den Untersuchungen wurde hier die im März 1920 von Herrn Dr. *Haan*-Buchholz vorgenommene Abortinimpfung (6. u. 20. III., sowie bei acht Tieren eine dritte Impfung am 6. V.) zugrunde gelegt. Die Impfung geschah in der vorgeschriebenen Weise:

Erste Impfung 10 ccm Abortin. Zweite Impfung 20 ccm Abortin, 14 Tage später. Dritte Impfung 20 ccm Abortin, 4 Wochen später.

Geleitet war ich zunächst von dem Gedanken, durch fortgesetzte Untersuchungen direkt eine Beeinflussung der Sterilitätsursache zu beobachten, evtl. einen Einfluß des Abortin auf das Corpus luteum persistens nachzuweisen, dessen Rückbildung z. B. von *Witt* als Folge der Abortinimpfung angenommen wird.

Bei der klinischen Untersuchung der Geschlechtsorgane berücksichtigte ich zunächst die äußerlich sichtbaren Teile, nämlich Wurf und Beckenbänder. Dann folgte die vaginale Untersuchung und damit die Beurteilung der Scheidenschleimhaut und der Cervix.

Bei der Scheidenschleimhaut wurde auf Farbe und Beschaffenheit (Schwellungen, Follikelschwellungen), bei der Cervix auf Farbe, Größe, Verschluß und etwaiges Sekret geachtet.

Von dem Sekret habe ich nur in wenigen Fällen Ausstriche auf Bakteriengehalt untersucht. Eine einwandfreie Entnahme gestaltete sich in den Stallungen zu schwierig, besonders wenn das Sekret nur in geringer Menge vorhanden war. Es wurden jedesmal drei Ausstrichpräparate angefertigt, die mit Carbolfuchsin, nach *Gram* und in Verdachtsfällen auf Tuberkelbacillen (*Ziehl-Neelsen*) gefärbt wurden.

Die rectale Untersuchung gab Aufschluß über die Größe, die Beschaffenheit der Wandungen und den Kontraktionszustand der Gebärmutter, über Inhalt (Fluktuation), Symmetrie oder Asymmetrie der Hörner, Beschaffenheit der Arterien, Eileiter und Ovarien.

In den Fällen, wo ich neben Erschlaffung der Gebärmutter oder Asymmetrie der Hörner Veränderungen der Cervix gefunden habe, habe ich mich berechtigt gehalten, auch ohne nachweisbares Sekret von einer Endometritis zu sprechen. Es ist ja bekannt, daß nicht in allen Fällen einer Endometritis bei einer einmaligen Untersuchung Sekret nachzuweisen ist, eine Feststellung, die ich bei wiederholten Untersuchungen machen konnte.

In einigen Fällen, in denen stärkere Endometritiden, verbunden mit Ausfluß, vorlagen oder wo einige Monate nach der Abortinbehandlung kein Erfolg zu bemerken oder eine Endometritis erkannt war, habe ich bei einzelnen Tieren der Abortinimpfung eine lokale Behandlung durch Uterusspülung und Massage der Gebärmutter folgen lassen.

1. *Bestand Hellersdorf.*

Die Untersuchungen wurden hier im Mai 1921 aufgenommen und bis September 1921 regelmäßig mindestens alle 8 Tage fortgesetzt.

Der Bestand umfaßt 12 Tiere. Es waren kurz vor Einleitung der Untersuchung und Behandlung mehrere Tiere wegen Umrinderns aus dem Bestande verkauft worden. Es befanden sich noch 2 umrindernde Tiere dort. 7 Kühe sollten tragend sein. Von diesen erwiesen sich jedoch 4 Tiere bei der Untersuchung als güst. Die übrigen 3 Tiere hatten erst im Laufe der letzten 5 Monate gekalbt, rinderten aber sämtlich noch vor Einleitung der Behandlung. Die Blutuntersuchung ergab bei 2 Tieren positive Werte. Die Abortinimpfung wurde ausgeführt am 1. VI., 16. VI und 23. VII.

Untersuchungsbefunde:

Nr. 101. Schwarzbunte Kuh, 5 Jahre alt. Gekalbt am 29. XI. 1920. Gerindert und gedeckt am 12. IV. 1921. Güst. Agglutination $^{50}/_{100}$. Mäßig guter Nährzustand, Beckenbänder gespannt, Wurf groß, Scheidenschleimhaut blaß-rosa-rot. Cervix verlängert, schlecht geschlossen, nicht gerötet; bei der ersten Untersuchung kein Sekret, bei einer späteren Untersuchung eine geringe Menge schleimig getrübtes Sekret. Gebärmutter gut kontrahiert, Hörner symmetrisch. Bei diesem Tier konnte ich von Mai bis September regelmäßige Ovulationsperioden nachweisen. Brunsterscheinungen hat das Tier in der ganzen Zeit nicht gezeigt.

Diagnose: Endometritis catarrhalis chronica.

Nr. 102. Schwarzbunte Kuh, 10 Jahre alt. Am 22. II., 16. III., 12. IV 1921 gerindert und gedeckt. Güst. Agglutination 800. Guter Nährzustand, Beckenbänder gespannt, Wurf lang, nicht gefältelt. Scheidenschleimhaut blaß-rosa-rot. Cervix klein, geschlossen, ohne Sekret. Gebärmutter schwach kontrahiert, Hörner symmetrisch. An den Ovarien verlaufen ebenfalls regelmäßige Ovulationsperioden. Trotzdem tritt keine Brunst bis zum 28. VII. ein. An diesem Tage wurde die Kuh gedeckt und konzipierte.

Diagnose: Keine Veränderungen.

Nr. 103. Schwarzbunte Kuh, 12 Jahre alt, soll hochtragend sein. Nach Untersuchungsbefund güst. Agglutination 3200. Sehr guter Nährzustand. Beckenbänder schlecht gespannt. Wurf groß, geschwollen. Scheidenschleimhaut blaß-rosa-rot. Cervix derb, hyperplastisch, besonders der ventrale Teil stark hypertrophiert, geöffnet. Das Sekret ist verschieden, bisweilen fast klar, dann wiederum mehr getrübt. Uterus vergrößert, hängt schlaff in die Bauchhöhle. Rechtes Horn länger, Asymmetrie, nur beim Vorziehen mit der Zange festzustellen. Gelegentlich einer Untersuchung kurz vor dem Auftreten eines Corpus luteum kontrahiert sich die Gebärmutter vollkommen.

Beide Eileiter sind verdickt. Beim rechten Eileiter ist die Verdickung hart und kalkig anzufühlen, beginnt bleistiftstark am Ostium abdominale. Verdickung auf 5 cm Länge. Der Eileiter macht bald eine scharfe Knickung. Nach dem Uterus hin zeigt er wieder normale Dicke. — Der linke Eileiter ist mit der Oberfläche des Ovariums verwachsen und ebenfalls verdickt. Verdickung weicher. Die Ovarien haben fast dauernd Walnußgröße. Am rechten Ovar fühlt man drei derbe kleine Auflagerungen. Die Ovulationsvorgänge sind nicht regelmäßig. Keine Cystenbildung. Ein Persistieren der gebildeten Corpora lutea wird nicht beobachtet.

Diagnose: Endometritis catarrhalis chronica und Salpingitis tuberculosa.

Nr. 104. Schwarzbunte Kuh, 10 Jahre alt. Gerindert und gedeckt am 18. I. 1921 und 25. II. 1921. — Güst. Agglutination 100. Guter Nährzustand. Beckenbänder gespannt, Wurf geschwollen. Scheidenschleimhaut rosa-rot mit zahlreichen geröteten Follikeln. Cervix klein, geschlossen, ohne Sekret. Gebärmutter gut kontrahiert, symmetrisch. Mehrere Ovulationsperioden verlaufen ohne Brunst. Am 30. VII. rindert die Kuh und konzipiert.

Diagnose: Vaginitis follicularis infectiosa.

Nr. 228. Schwarzbunte Kuh, 12 Jahre alt. Am 29. XII. 1920 gekalbt. Agglutination 50/100. Vor Einleitung der Behandlung am 25. Mai zusammen mit 2 anderen Kühen des Bestandes von einem Bullen gedeckt. Wurde als drittes Tier gedeckt. Sämtliche 3 Kühe bekamen Scheidenkatarrh. Der Scheidenkatarrh war jedoch bei diesem Tier am schwächsten. Es konzipierte nicht. — Befund am 24. V. 1921: Guter Nährzustand, Beckenbänder gespannt, Wurf klein, Scheidenschleimhaut rosa-rot. — Befund 5 Tage nach dem Decken am 30. V.: Scheidenschleimhaut gerötet, etwas geschwollen, Follikel geschwollen, kein Ausfluß, große Empfindlichkeit. Gebärmutter kontrahiert symmetrisch. — Rechtes Ovarium bohnengroß, linkes Ovarium klein walnußgroß mit Corpus luteum. Rindert nicht mehr, obwohl

Konzeption nicht eingetreten. Die Ovulationsperioden sind hier länger, sie erfolgen in Intervallen von 28 Tagen.

Diagnose: Vaginitis follicularis infectiosa.

Nr. 107. Schwarzbunte Kuh, 7 Jahre alt, sollte tragend sein. — Güst. Agglutination 50. Mastiger Nährzustand, Beckenbänder gespannt, Wurf groß, Scheidenschleimhaut rosa-rot. Cervix klein, derb, geschlossen, trübes, schleimiges Sekret in geringer Menge. Gebärmutter gut kontrahiert, Hörner symmetrisch. Ovulation erscheint zunächst regelmäßig; die Corpora lutea bilden sich zurück.

Diagnose: Endometritis catarrhalis chronica.

Nr. 108. Schwarzbunte Kuh, 12 Jahre alt. Am 12. I. 1921 gedeckt. — Güst. Agglutination 50. Beckenbänder gespannt, Wurf groß, Scheidenschleimhaut blaßrosa-rot. Cervix verlängert, gelappt, mit dem Zeigefinger passierbar, kein Sekret. Gebärmutter schlecht kontrahiert, in die Bauchhöhle ragend, rechtes Horn in der Längsrichtung vergrößert. Ovulationsperioden ca. 26—27 Tage, jedoch ohne Brunsterscheinungen.

Diagnose: Endometritis chronica.

Die übrigen Tiere sind tragend. Nr. 78 und 20 bekamen nach dem Decken einen heftigen Scheidenkatarrh mit eitrigem Ausfluß. Sie konzipierten trotzdem.

Aus den Befunden ergibt sich, daß 2 Tiere Nr. 102 und 104 etwa 14 Tage nach der 3. Impfung rinderten und konzipierten. Diese Tiere waren zuvor 3 bzw 2 mal ohne Erfolg gedeckt. Dann blieb die Brunst aus, obwohl die Eierstöcke normale Ovulationsvorgänge aufwiesen. Es konnten keinerlei Anomalien am Geschlechtsapparat nachgewiesen werden.

Bei den Kühen Nr. 101, 103, 107 und 108 bestanden mehr oder weniger schwere Affektionen der Gebärmutter. Bei Nr. 103 bestand neben der Metritis eine Salpingitis tuberculosa. Durch den späteren Schlachtbefund konnte die klinische Diagnose bestätigt werden. Die Metritis erwies sich als tuberkulöser Natur. Aus dem Ausstrich war der Nachweis der Tuberkelbacillen intra vitam nicht gelungen.

Bei Nr. 128 ist nach der Impfung noch keine Brunst wieder aufgetreten. Kurz vor der Impfung hatte das Tier 5 Monate nach dem Kalben gerindert und war gedeckt, ohne zu konzipieren. Außer dem Scheidenkatarrh und einer zeitweiligen Störung in den Ovulationsvorgängen konnte bei diesem Tier kein Leiden der Genitalorgane nachgewiesen werden.

Auf eine zweimalige Uterusbehandlung bei Nr. 101 (Endometritis catarrhalis), im September vorgenommen, trat die nächste Brunst ein. Die Kuh konzipierte. Behandelt wurde hier außerdem die Kuh Nr. 107 mit Endometritis catarrhalis chronica. Bei diesem Tier, das eine sehr gut geschlossene Cervix besaß, bildete sich im Anschluß an die Spülung eine Pyometra aus. Auf diesen Fall werde ich bei der Besprechung der Eierstocksuntersuchungen noch eingehen.

Nach der Impfung haben also von 7 Kühen 2 Kühe ohne klinisch nachweisbare Veränderungen mit regelmäßiger Ovulation, bei denen eine Zeitlang die Brunst ausgeblieben war, etwa 14 Tage nach der dritten Impfung gerindert und konzipiert.

Die übrigen Tiere — 4 Endometritis, 1 Vaginitis follicularis infectiosa — blieben auch nach der Impfung güst.

2. Bestand Lübars.

Die Untersuchungen wurden im Juni aufgenommen. Der Bestand hatte 5 Kühe. Eine Kuh, die zweimal verkalbt hatte, war verkauft worden.

Dieselbe hatte sich nach dem ersten Verkalben gut gereinigt und konzipiert. Von den 5 verbleibenden Tieren zeigten 2 positive Agglutinationswerte. 1 Kuh, Nr. 4, hatte verkalbt und seitdem ständig umgerindert. Nr. 1 hatte seit dem Kalben, an das sich ein unvollständiger Uterusvorfall anschloß, nicht mehr gerindert. Nr. 5, eine Färse, hatte nach $1^1/_2$ Monaten umgerindert. Hier ergab die Untersuchung jedoch, daß das Tier vom ersten Sprung tragend war und nur nachgerindert hatte. Nr. 2 und 3 waren ebenfalls tragend. Die Impfungen wurden ausgeführt am 16. VI., 30. VI., 28. VII.

Nr. 1. Schwarzbunte Kuh, 11 Jahre alt. November 1920 normal gekalbt. Im Anschluß an das Kalben 14 Tage lang ein unvollständiger Uterusvorfall, der ohne Behandlung zurückging. Seitdem nicht mehr gerindert. Agglutination 400/800. — Guter Nährzustand. Beckenbänder stark eingefallen, fast faustgroße Vertiefung kranial vom hinteren Rande des Kreuzsitzbeinbandes. Wurf groß, geschwollen. Scheidenschleimhaut blaß-rosa-rot. Cervix stark hypertrophiert, mit dem Finger bis zum ersten Ring passierbar. Plicae palmatae ödematös geschwollen. Keine höhere Rötung. Etwas klares Sekret, nach Massage Spuren eines schleimigen Sekrets. Ein Ausstrich ergab nur das Vorhandensein von Leukocyten. Bei der ersten Untersuchung zeigt sich die Gebärmutter gut kontrahiert, später ist sie schlaff. Die Hörner sind symmetrisch, weich. Das rechte Ovarium kleinhühnereigroß mit großer Cyste. Das linke Ovarium gut bohnengroß. Nachdem bereits zweimal geimpft ist, treten auch am linken Eierstock Cysten auf. Am 12. VII. ist er klein hühnereigroß mit 2 großen, dünnwandigen Cysten. Auch nach dem Zerdrücken treten stets wieder Cysten auf.

Diagnose: Endometritis chronica. — Ovarialcysten.

Nr. 4. Schwarzbunte Kuh, $2^3/_4$ Jahre alt. Im Januar 1921 im 7. Monat verkalbt. Gerindert und gedeckt am 19. II., 2. IV., 24. IV. Am 25. V. nochmals gerindert, nicht gedeckt. Am 31. V. soll ein Corpus luteum aus dem rechten Ovarium entfernt sein. Agglutination 200/400. Befund am 1. VI.: Beckenbänder gut gespannt, Wurf klein, Scheide normal, Cervix klein, schlecht geschlossen, leicht getrübtes Sekret. Uterus gut kontrahiert, Bifurkation deutlich fühlbar, Hörner symmetrisch. Später am 31. VI. zeigt sich der Uterus mäßig kontrahiert. Rechtes Ovarium klein walnußgroß mit kleinem Corpus luteum. Linkes Ovarium bohnengroß. Die Ovulationen gehen auch hier regelmäßig vor sich. Das Tier wird nach der Impfung am 19. VI., 17. VII. und 6. VIII. gedeckt. Konzeption erfolgte nicht.

Diagnose: Endometritis catarrhalis chronica.

Bei der Kuh Nr. 3 trat am 30. IX. Abortus ein. Dieselbe war am 31. I. gedeckt, bei Beginn der Impfung also im 5. Monat der Trächtigkeit. Am Tage des Abortus zeigte die Kuh einen Agglutinationswert von 400 und am 23. XI. einen Wert von 1600/3200. Im Anschluß an den Abortus trat Retentio secundinarum und Fluor albus ein.

Bei der Kuh Nr. 4 wurde Anfang September, nach mehrmaligem erfolglosem Decken nach der Abortinimpfung, eine Behandlung der bestehenden Endometritis vorgenommen. Die Kuh konzipierte bei der nächsten Brunst am 19. IX.

Die Ursachen der Sterilität waren in diesem Bestande bei beiden Tieren chronische Gebärmutterentzündungen.

3. Bestand Eisenbahnfuhrpark.

Die Untersuchungen wurden hier am 28. Juli aufgenommen. Der Bestand umfaßte 18 Kühe, von denen 1 wegen geringer Milchleistung von der weiteren Zucht ausgeschlossen wurde. Im April hatte 1 Kuh im 7. Monat verkalbt und war verkauft worden. Die übrigen Kühe kalbten normal.

Es wurde über Umrindern und Nichtrindern einiger Kühe Klage geführt. Die Agglutination ergab bei 4 Tieren positive Werte. Die Impfung wurde ausgeführt am 6. VIII., 20. VIII und 17. IX. 1921.

Nr. 3. Schwarzbunte Kuh, 7—8 Jahre alt, in gutem Ernährungszustand. April 1921 normal gekalbt. Gedeckt am 26. VII., nachdem die Kuh bereits vorher gerindert hatte. Erstmalig untersucht am 30. VII. Agglutination 400/800. — Beckenbänder gespannt, Wurf klein, Sitzbeinhöcker und Schwanz mit Eiter beschmutzt. Scheidenschleimhaut etwas gerötet, eitriges Sekret in der Scheide; an der linken Scheidenwand hühnereigroße Retentionscyste. Muttermund gerötet, derb, etwas vergrößert, geschlossen; am Muttermund wenig eitriges Sekret. Im Ausstrich wurden Streptokokken nachgewiesen. Gebärmutter stark vergrößert, mäßig kontrahiert. Hörner asymmetrisch, rechtes Horn derber und größer. Arteria uterina media daumenstark, geschlängelt. Rechtes Ovarium pferdebohnengroß, uneben. Linkes Ovarium bohnengroß mit Corpus luteum-Rest. Die Ovulationsperioden, die bis zum 31. XI. verfolgt werden, gehen regelmäßig vor sich. Die Kuh zeigt auch deutliche Brunsterscheinungen.

Klinische Diagnose: Metritis chronica.

Nr. 108. Schwarzbunte Kuh, 5 Jahre alt, guter Ernährungszustand. Gekalbt im Mai 1921. Gerindert und gedeckt am 15. VI. 1921. Agglutination 100. — Beckenbänder schlaff, Wurf groß, geschwollen. Scheidenschleimhaut rosa-rot, wenige abgeblaßte Follikel. Muttermund vergrößert, hyperplastisch, außen schlecht geschlossen, im unteren Teil gerötet.

An der Cervix trüber, flockiger Schleim. Gebärmutter zusammengezogen, vergrößert, Hörner symmetrisch. Rechtes Ovarium bis walnußgroß mit haselnußgroßer Blase. Linkes Ovarium klein-haselnußgroß, mit dem Lig. latum verwachsen.

Klinische Diagnose: Endometritis chronica.

Es wurde eine Behandlung der Gebärmutter vorgenommen. Der Ausfluß ließ jedoch nicht nach. Der Wurf war etwas kleiner geworden. Es fand eine Ovulation ohne Brunsterscheinungen statt. Das Corpus luteum bildete sich zurück. Danach trat wieder Cystenbildung ein.

Nr. 17. Schwarzbunte Kuh, 4 Jahre alt, schlechter Ernährungszustand. Gekalbt im April 1921. Wurde als nichtrindernd bezeichnet, rinderte vor der Impfung am 3. VIII. 1921. Agglutination 100/200. Beckenbänder gespannt, Wurf klein, Scheidenschleimhaut rosa-rot. Cervix klein, geschlossen. Gebärmutter gut kontrahiert, symmetrisch. Rechtes Ovarium gut pferdebohnengroß. Linkes Ovarium pferdebohnengroß, dreieckig, flach, Corpus luteum-Rest.

Am 6. VIII. Verklebung der Scham durch eitrigen Ausfluß, Scheidenschleimhaut gerötet, injiziert; Follikel stark gerötet, in Reihen angeordnet.

Diese Follikelschwellungen traten nach dem Decken noch bei 2 Kühen eines anderen Bestandes auf, die demselben Bullen zugeführt wurden. Nach einer lokalen Behandlung des Penis und des Schlauches mittels desinfizierender Lösungen hörten diese Erscheinungen auf. Ich glaube in diesem Falle eine Infektion des Bullen durch das Decken der mit chronischem, eitrigem Gebärmutterkatarrh behafteten Kuh Nr. 3 annehmen zu können, da die Follikelschwellungen seit dieser Zeit bei den gedeckten Kühen auftraten und der Bulle seitdem schlechter deckte. — Am 8. IX. Kuh Nr. 17 nochmals gerindert und gedeckt. Am 16. X. Notschlachtung. Brunst war nicht mehr aufgetreten.

Befund: Gebärmutter asymmetrisch, rechtes Horn etwas größer, Schleimhaut blaß, nicht getrübt, etwas verdickt. Besonders in den Enden der Hörner eine geringe Menge getrübtes Sekret. Die Cotyledonen treten deutlich hervor, sind kleinbohnengroß. Am Muttermund kleine Blutungen. Rechtes Ovarium gut pferdebohnengroß, mit kleinhaselnußgroßem Follikel. Linkes Ovarium pferdebohnengroß mit blaßgelbem, bohnengroßem Corpus luteum (Rückbildungsstadium).

Diagnose: Makroskopisch nicht zu entscheiden, ob beginnende Brunst oder Endometritis. Sowohl nach der Zeit als auch nach dem Eierstocksbefund hätte Brunst erfolgen müssen.

Nr. 31. Schwarzbunte Kuh, 5 Jahre alt, guter Ernährungszustand. Gekalbt im April 1921. Gedeckt am 23. VII. 1921. Agglutination 800. Es wurden am 6. VIII. nur die äußeren Genitalien untersucht. Beckenbänder gespannt, Wurf etwas vergrößert, geschwollen. Scheidenschleimhaut rosa-rot. Feine Schleimflocken in der Scheide, einige blaßrote Follikel. Die Kuh rindert nicht mehr und wird nach 2 und 3 Monaten auf Trächtigkeit untersucht. Die Kuh ist nicht tragend. Äußere Genitalien wie oben. Cervix groß, derb, geschlossen. Gebärmutter vergrößert, mäßig kontrahiert, in der Beckenhöhle. Hörner asymmetrisch, rechtes Horn stärker, dickwandig.

Fortlaufende Eierstocksuntersuchungen wurden nicht ausgeführt. Die erhobenen Befunde zeigen nichts Abnormes.

11. X. Rechtes Ovarium gut pferdebohnengroß, haselnußdick. Linkes Ovarium gut pferdebohnengroß.

17. X. Rechtes Ovarium kleinwalnußgroß, außen Follikel. Linkes Ovarium pferdebohnengroß.

Diagnose: Außer einer Schwellung des Wurfes, einer großen, derben, geschlossenen Cervix und einer Asymmetrie der Hörner nichts festzustellen.

Nr. 32. Schwarzbunte Kuh, 7—8 Jahre alt. Schlechter Nährzustand. Gekalbt im April 1921. Gedeckt am 5. IX. 1921. Agglutination 100/200.

Wurf klein, Beckenbänder gespannt; Scheidenschleimhaut blaß, keine Follikelschwellung. Cervix klein, geschlossen, Gebärmutter gut kontrahiert, symmetrisch. 27. VII. Rechtes Ovarium pferdebohnengroß, flach, dreieckig, auf der Spitze kleines Corpus luteum. Linkes Ovarium bohnengroß, weich, eben. Die Ovulationsvorgänge verlaufen bis zum 5. IX. regelmäßig. An diesem Tage wurde die Kuh gedeckt. Brunst trat jedoch vorher nicht ein und wurde auch nach dem Decken bis zum 22. XI. nicht mehr wahrgenommen. Die Kuh war nicht tragend. Die Gebärmutter war klein, das rechte Horn etwas weniger kontrahiert, derb.

Diagnose: Klinisch keine Ursache für die Sterilität nachzuweisen.

Eine Gebärmutterbehandlung wurde nur bei Nr. 3 und 108 vorgenommen. Bei beiden Tieren jedoch aufgegeben. Nr. 3 war bei der Behandlung sehr unruhig.

Gelegentlich einer Uterusspülung perforierte ich mit dem Rücklaufschlauch das linke Horn. Eine Kontrolle des Schlauches vom Mastdarm aus war wegen der Unruhe des Tieres unterblieben. Es liefen $1^1/_2$ Liter abgekochtes, filtriertes Wasser in die Bauchhöhle. Bei der rectalen Untersuchung befand sich die Schlauchspitze etwa 15 cm weit in der freien Bauchhöhle. Sie hatte das linke Horn an der Umbiegungsstelle perforiert. Die Folgen waren zunächst starkes Drängen, Pansenparese, nach 2 Stunden, mittags 1 Uhr, Tympanitis. Die Kuh stand mit aufgekrümmtem Rücken und zeigte einen ängstlichen, aufgeregten Blick. Die Temperatur betrug 38,2, abends 39,1. Der Puls schlug 56 mal in der Minute, abends 60 mal, war gleichmäßig, regelmäßig, mittelkräftig. Atmung 60 mal in der Minute, oberflächlich. Futter wurde nicht angerührt. Am folgenden Tage war die Kuh wieder munter.

In diesem Bestande wurden 13 Kühe z. T. vor, z. T. nach der Impfung tragend. Das Umrindern war vor wie nach der Impfung in gleicher Weise aufgetreten, so daß bei diesen klinisch gesunden Tieren kein Einfluß der Impfung zu verzeichnen ist. Unter den tragenden Kühen befindet sich eine als nichtrindernd bezeichnete Kuh, die kurz vor der Impfung rinderte und konzipierte.

Güst blieben 5 Kühe, und zwar 2 mit Endometritis chronica, 3 ohne nachweisbare Ursachen.

4. Bestand Malchow.

In diesem ca. 80 Tiere starken Bestande ist das seuchenhafte Verwerfen seit Januar 1920 aufgetreten. Es wurde damals durch Agglutination im hygienischen Institut der Tierärztlichen Hochschule zu Berlin die Infektion mit dem *Bang*schen Abortusbacillus nachgewiesen. Von 10 Tieren wiesen 8 positive Werte auf. Auch in diesem Jahre wurde wieder eine Anzahl Blutproben von Abortuskühen untersucht. Sie zeigten ebenfalls hohe positive Werte. Die erste Impfung wurde mit Abortin (*Schreiber*) 1920 ausgeführt. Es wurden geimpft am 6. März 10 ccm, am 20. März 20 ccm und am 6. Mai bei 8 Tieren nochmals 20 ccm Abortin. Die Kühe des Bestandes waren zum größten Teil erst 1919 angekauft, ein kleinerer Teil bereits 1918. Nach der Impfung wurden noch 14 tragende Färsen, 11 tragende und 4 frischmilchende Kühe, die alle ungeimpft blieben, eingestellt. Sämtliche ungeimpften Tiere kalbten zunächst normal. Es eignet sich dieser Bestand dazu, bei geimpften und ungeimpften Tieren die Zahl der Abortus- und Sterilitätsfälle zu vergleichen.

Bezüglich der Abortusfälle ist zu bemerken, daß dieselben prozentual fast gleich blieben sowohl vor wie nach der Impfung, bei 2- und 3 maliger Impfung, bei geimpften und ungeimpften Tieren.

Je nachdem die Trächtigkeit in 1 oder 2 Jahre fällt, unterscheide ich die Jahrgänge 19/20, 20 und 20/21. Es verkalbten nun 19/20 bei 56 Geburten 15 Kühe = 26,78%.

29 Kühe kalbten vor der Impfung, davon 4 verkalbt. 27 Kühe kalbten nach der Impfung, davon 11 verkalbt, z. T. kurz nach der Impfung.

Von 9 innerhalb 3—5 Monate nach dem Decken geimpften Kühen verkalbten 3. 2 Kühe, die verkalbten, waren innerhalb dieser Zeit 3 mal geimpft.

Von 11 geimpften Tieren verkalbten 1920: 3 = 27,7%, davon war 1 Tier 3 mal geimpft worden.

Von 28 geimpften Tieren verkalbten 1920/21: 8 = 28,57%.

Von 14 ungeimpften Tieren verkalbten 1920/21: 3 = 21,42%.

Eine ungeimpfte Kuh wurde im Juli 1921 wegen Erkrankung verkauft. Sie sollte hochtragend sein. Bei der Schlachtung fand sich im

Uterus nach dem Bericht des Schlachters eine kleine Frucht und übelriechender Inhalt. Rechnen wir auch diesen Fall auf das Konto des seuchenhaften Verwerfens, so ergibt sich auch bei den ungeimpften Kühen ein Prozentsatz von 28,57% abortierender Kühe.

Um nun weiter in diesem Bestande die Abortinwirkung auf die Sterilität zu prüfen, habe ich die 1920 nach der Impfung zum Decken kommenden geimpften und ungeimpften Kühe unterschieden. Von beiden Gruppen habe ich weiter die klinischen Befunde der steril gebliebenen Tiere wiedergegeben, soweit die Kühe nicht vor der Untersuchung abgeschafft wurden.

Unter den 41 geimpften Kühen befinden sich 8 Kühe, die z. T. vor, z. T. nach der Impfung abortiert hatten. Von diesen 8 Tieren blieben 3 güst, 2 konzipierten und abortierten zum zweiten Male und 3 kalbten normal.

Konzeption trat mithin bei 5 von 8 geimpften Abortuskühen ein. Im ganzen blieben von den 41 geimpften und zum Decken kommenden Kühen 12 güst. Diese 12 Kühe machen jedoch noch nicht die absolute Zahl der steril gebliebenen Tiere aus. Hierzu würden noch jene Kühe kommen, die wegen Nichtrinderns oder Fluor albus ausfielen und z. T. verkauft wurden. Zu letzteren zählen nach den mir gemachten Angaben mehrere Kühe, die sich im Anschluß an den Abortus nicht reinigten. Soweit derartige sterile Tiere noch im Bestande waren, habe ich auch von diesen die klinischen Befunde aufgenommen und werde sie anfügen, um die Ursachen der Sterilität in dem Abortusbestande festzustellen (s. Befunde).

Von den 29 ungeimpften Kühen wurden 1920 gedeckt 20 Kühe; davon blieben nur 2 güst. 1 Kuh rinderte nicht wieder. Rindern trat bei diesem Tier auch 2 Monate nach der im August 1921 vorgenommenen Abortimpfung nicht auf, obwohl regelmäßige Ovulationen erfolgten.

Von den übrigen 8 ungeimpften Tieren wurden 5 erst 1921 zum erstenmal gedeckt und konzipierten. 2 Kühe wurden gleich nach dem Kalben, 1 Kuh kurz nach dem Decken verkauft. Nur 1 Kuh ist von den 5 Kühen, die 1921 gedeckt wurden, als Überläufer zu bezeichnen. Die anderen hatten vorher regelmäßig gerindert, waren aber nicht gedeckt worden, da sie von der Zucht ausgeschlossen werden sollten. Wegen größeren Ausfalls an Zuchttieren durch die sterilen Kühe wurden sie dann jedoch später, 1921, gedeckt und konzipierten auf den ersten Sprung. Umrindern ist bei beiden Gruppen von Tieren häufig aufgetreten.

In diesem Jahre klagte der Schweizer darüber, daß von 10 Färsen 8 noch nicht gerindert hätten. Ich glaubte für meine Versuche geeignetes Material zu finden. Durch äußere Umstände verschob sich

Beiträge zur Sterilitätsbehandlung in Abortusbeständen.   43

die Impfung um 6 Wochen. In dieser Zeit rinderten 7 von den 8 Färsen und wurden gedeckt.

Untersuchungsbefunde:

1. Nr. 230. Schwarzbunte Kuh, ca. 8 Jahre alt, in gutem Nährzustande. Gekalbt am 16. IX. 1919. Geimpft 6. III. und 20. III. 1920. Gedeckt 4. V. 1920 und 15. II. 1921.

Beckenbänder gespannt, Wurf groß, nicht gefaltet. Scheidenschleimhaut rosa-rot. An der linken Scheidenwand hühnereigroße Retentionscyste. Cervix verlängert, hypertrophiert, trüb-schleimiges Sekret in geringer Menge. Gebärmutter mäßig kontrahiert, asymmetrisch. Rechtes Horn vergrößert. Das Mesovarium ist sowohl links wie rechts kurz, so daß die Eierstöcke bei der starken Spannung des Mastdarms nur oberflächlich abzufühlen sind. Rechter Eierstock gut bohnengroß, uneben, linker Eierstock gut haselnußgroß, fluktuierend.

Klinische Diagnose: Endometritis catarrhalis chronica.

2. Nr. 153. Schwarzbunte Kuh, 9 Jahre alt, in sehr gutem Nährzustande. Gekalbt 8. II. 1920. Geimpft am 6. III. und 20. III. 1920. Gedeckt am 18. V., 20. VI., 31. VII., 18. VIII., 25. X. 1920, dann nicht mehr gerindert.

Beckenbänder mäßig gespannt, Wurf groß, Scheidenschleimhaut blaß-rosa-rot, einzelne kleine abgeblaßte Knötchen um die Clitorisgrube. Cervix etwas geschwollen, hyperplastisch, gelblicher, geringgradiger Ausfluß. Gebärmutter nicht vergrößert, auffallend derb, nicht kontrahiert, in die Bauchhöhle ragend. Hörner symmetrisch.

Die Eierstöcke sind dauernd derb, uneben, mit kleinen Bläschen besetzt. Der rechte Eierstock am 10. IX. haselnußgroß, der linke gut pferdebohnengroß.

Klinische Diagnose: Endometritis catarrhalis chronica. Kleincystische Degeneration der Ovarien.

3. Nr. 189. Schwarzbunte Kuh, ca. 12 Jahre alt, in gutem Nährzustande. Gekalbt 1. III. 1920. Geimpft 6. III. und 20. III. 1920. Gedeckt 20. VIII. 1920. Nach 4—5 Monaten umgerindert.

Beckenbänder gespannt, Wurf klein, Scheidenschleimhaut blaß-rosa-rot. Muttermund derb, Cervicalkanal geöffnet. Aus der Cervix kommt eine geringe Menge klares Sekret. Gebärmutter vergrößert, nicht kontrahiert. Hörner derb, asymmetrisch. Rechtes Horn dicker und länger. Arteria uterina media dextra bleistiftstark, Arteria uterina media sinistra strohhalmstark. Rechter Eierstock walnußgroß mit Corpus luteum. Linker Eierstock klein pferdebohnengroß.

Klinische Diagnose: Endometritis catarrhalis chronica.

4. Nr. 143. Schwarzbunte Kuh, ca. 9 Jahre alt, in sehr gutem Nährzustande. Geimpft am 6. III. und 20. III. 1920. Verkalbt 20. IV. 1920. Gedeckt am 26. VII., 20. VIII., 26. X. 1920 und 13. III. 1921. Danach nicht mehr gerindert.

Beckenbänder gespannt, Wurf klein, Scheidenschleimhaut blaß-rosa-rot. Cervix etwas vergrößert und verlängert, bis zum 1. Ring für den Zeigefinger passierbar. Ausfluß nicht vorhanden. Gebärmutter nicht kontrahiert, in die Bauchhöhle ragend. Hörner symmetrisch. Beide Eierstöcke walnußgroß bis gut walnußgroß. Die Ovulationsperioden verlaufen nicht regelmäßig, lassen sich aber wegen der Größe der Eierstöcke nicht mit Sicherheit verfolgen.

Klinische Diagnose: Endometritis chronica.

5. Nr. 111. Schwarzbunte Kuh, 7 Jahre alt, guter Nährzustand. Geimpft am 6. III. und 20. III. 1920. Gekalbt 8. IV. 1920. Gedeckt am 15. VII., 7. X., 29. X. 1920, 16. III., 21. VII. 1921.

Beckenbänder gespannt, Wurf klein, Scheidenschleimhaut blaß-rosa-rot. Cervix klein, geschlossen. Gebärmutter kontrahiert, symmetrisch. Rechter Eierstock kleinwalnußgroß mit Corpus luteum, linker Eierstock pferdebohnengroß.
Diagnose: Keine Veränderungen.

6. Nr. 46. Schwarzbunte Kuh, 7 Jahre alt, guter Nährzustand. Geimpft 6. III. und 20. III. 1920. Verkalbt 10. VI. 1920. Gedeckt am 9. IX., 28. IX., 24. X. 1920. Nicht mehr gerindert. Beckenbänder gespannt, Wurf klein, Scheidenschleimhaut blaß-rosa-rot. Cervix wenig hyperplastisch, leicht schleimig getrübtes Sekret. Gebärmutter mäßig kontrahiert, etwas vergrößert. Hörner symmetrisch. Rechter Eierstock pferdebohnengroß. Linker Eierstock kleinwalnußgroß mit Corpus luteum.
Diagnose: Endometritis catarrhalis chronica.

7. Nr. 18. Schwarzbunte Kuh, 8 Jahre alt, guter Nährzustand. Geimpft 6. III. und 20. III. 1920. Verkalbt 25. VI. 1920. Gedeckt 26. VIII. 1920. Nicht mehr gerindert.

Beckenbänder gespannt, Wurf groß, geschwollen, Scheidenschleimhaut rosarot. Cervix vergrößert, schlecht geschlossen, kein Sekret. Gebärmutter nicht kontrahiert, lang in die Bauchhöhle ragend, vergrößert, Hörner asymmetrisch; rechtes Horn vergrößert. Rechter Eierstock kleinwalnußgroß, linker Eierstock kleinwalnußgroß, an beiden Eierstöcken an mehreren Stellen Fluktuation.
Diagnose: Endometritis chronica.

8. Nr. 141. Schwarzbunte Kuh, 8 Jahre alt, mäßig guter Nährzustand. Geimpft am 6. III. und 20. III. 1920. Gekalbt am 26. VIII. 1920. Nicht gerindert.
Beckenbänder eingefallen, Wurf etwas vergrößert. Scheidenschleimhaut blaß-rosa-rot, an der rechten Scheidenwand walnußgroße Retentionscyste. Muttermund vergrößert, schlecht geschlossen, kein Sekret. Gebärmutter klein, kontrahiert, rechtes Horn vergrößert. Rechter Eierstock hühnereigroß mit walnußgroßer Cyste. Linker Eierstock gut haselnußgroß.
Diagnose: Retentionscyste an der rechten Scheidenwand. Endometritis chronica und cystöse Entartung des rechten Eierstocks.

9. Nr. 213. Schwarzbunte Kuh, 9 Jahre alt, guter Nährzustand. Geimpft 6. III. und 20. III. 1920. Gekalbt am 4. V. 1920. — Beckenbänder gespannt, Wurf klein, Scheidenschleimhaut rosa-rot. Muttermund stark vergrößert und geöffnet. Plicae palmatae stark hypertrophiert und verlängert. Eitriger Ausfluß in reichlicher Menge. Gebärmutter vergrößert, schlecht kontrahiert, rechtes Horn größer, etwa unterarmstark. Arteria uterina media dextra kleinfingerstark. Arteria uterina media sinistra bis fingerstark. Rechter Eierstock kleinwalnußgroß. Linker Eierstock bis walnußgroß.
Diagnose: Pyometra.

10. Nr. 176. Schwarzbunte Kuh, 8 Jahre alt, guter Nährzustand. Gekalbt am 18. X. 1919. Geimpft am 16. III. und 20. III. 1920. Beckenbänder gespannt, Wurf klein, Scheidenschleimhaut blaß-rosa-rot. Muttermund hyperplastisch, geöffnet, liegt am vorderen Rande des Schambeins. Gelblich, eitriger Ausfluß in reicher Menge. Gebärmutter stark vergrößert, nicht zusammengezogen, weit in die Bauchhöhle ragend. Die Hörner sind nur teilweise abzutasten, die Wandung ist derb, das rechte Horn stark vergrößert. Die Eierstöcke sind nicht zu erreichen.
Diagnose: Pyometra.

11. Nr. 237. Schwarzbunte Kuh, 5 Jahre alt, guter Nährzustand. Am 6. III. und 20. III. 1920 geimpft. Nach der Impfung gedeckt am 13. VII. 1920, verkalbt am 14. II. 1921. Gedeckt am 23. VI., 13. VII., 4. VIII. (im August 2 mal geimpft),

25. VIII., 4. X. Nachdem wieder umgerindert. Beckenbänder gespannt, Wurf klein, Scheidenschleimhaut rosa-rot. In der Scheidenkommissur abgeblaßte Knötchen. Cervix klein, geschlossen, ohne Sekret. Gebärmutter schlaff, groß, nicht kontrahiert. Wandung derb, dick, linkes Horn vergrößert. Rechter Eierstock etwa walnußgroß, lateral Corpus luteum. Linker Eierstock pferdebohnengroß.

Diagnose: Klinisch nichts festzustellen außer Vergrößerung des linken Horns.

12. Nr. 180. Schwarzbunte Kuh, 9 Jahre alt, guter Nährzustand. Agglutination 6000. Gekalbt am 29. II. 1920. Geimpft den 6. III. und 20. III. 1920. Gedeckt am 2. VIII., 31. VIII. und 26. IX. 1920. Verkalbt am 12. V. 1921. (Retentio secundinarum). Beckenbänder gespannt, Wurf klein gefältelt. Sitzbeinhöcker und Schwanz mit eitrigen Krusten bedeckt. Scheidenschleimhaut höher gerötet, einzelne Follikel geschwollen. Cervix hyperplastisch, geöffnet, eitriges Exsudat in reichlicher Menge. Gebärmutter nicht kontrahiert, weit in die Bauchhöhle ragend, stark vergrößert, rechtes Horn stärker, Konsistenz derb. Arteria uterina media beiderseits daumenstark und geschlängelt. Im Verlauf der verdickten Arterie Aneurysmen. Rechtes Ovarium gut haselnußgroß mit Corpus luteum. Linkes Ovarium bohnengroß. Das Corpus luteum am rechten Ovarium bleibt über Monate bestehen. Nach Uterusspülungen und Heilung der Endometritis geht es zurück. Es folgen neue Ovulationen. Die Kuh wird im November gedeckt.

Diagnose: Eitrige Endometritis (Pyometra) mit Corpus luteum persistens.

13. Nr. 175. Schwarzbunte Kuh, 12 Jahre alt, guter Nährzustand. Agglutination 50/100. Gekalbt am 9. III. 1920. Anfänglich noch einige Male gerindert. Wegen Klauenleiden nicht zugelassen. Später Brunst vollkommen ausgeblieben. Geimpft am 6. III. und 20. III. 1920.

Beckenbänder eingefallen, Wurf groß, geschwollen. Scheidenschleimhaut rosa-rot. In der Scheide Spuren von Sekret. Ventraler Teil der Cervix verlängert, hypertrophisch; trüber, schleimig eitriger Cervicalschleim. Gebärmutter in der Bauchhöhle, schlecht kontrahiert, Wandung dünn, Hörner symmetrisch. Zunächst am rechten, daumenstarken, 4 cm langen Eierstock 15 Tage lang ein Corpus luteum. Dieses verschwindet ohne Behandlung, und es treten während einiger Monate an beiden Eierstöcken Cysten auf. Der Gebärmutterkatarrh wurde behandelt, darauf treten die Cysten zurück, und es bildet sich wieder ein Corpus luteum, das nicht mehr verfolgt wurde.

Diagnose: Endometritis chronica.

14. Nr. 210. Schwarzbunte Kuh, 8 Jahre alt, guter Nährzustand. Geimpft am 6. III. und 20. III. 1920. Gekalbt am 9. VIII. 1920. Ein Jahr nicht gerindert, am 1. VIII. 1921 gedeckt. Beckenbänder gespannt, Wurf klein, Scheidenschleimhaut blaß-rosa-rot. Cervix klein, gut geschlossen. Gebärmutter zusammengezogen. Rechtes Horn größer. — Im August 1921 wieder geimpft. Obwohl nicht konzipiert, bis Ende Oktober nicht wieder gerindert. Eierstocksbefund am 26. IX: Rechter Eierstock gut haselnußgroß, linker Eierstock kleinwalnußgroß, außen Corpus luteum.

Eierstocksbefund am 20. X.: Rechter Eierstock kleinwalnußgroß mit Corpus luteum, linker Eierstock gut pferdebohnengroß.

Diagnose: Klinisch keine Veränderungen.

Aus den Untersuchungen geht hervor, daß bei 29 sterilen Kühen 18 mal klinisch nachweisbare Gebärmutterleiden bestanden. Bei den übrigen Tieren waren klinisch keine Sterilitätsursachen nachzuweisen.

Bei drei sterilen Kühen mit positiver Agglutination auf Abortus *Bang* konnte ich im Gebärmuttersekret andere Infektionserreger nachweisen. Es handelte sich je einmal um Pyogenesinfektion, Streptokokkeninfektion und Tuberkulose der Gebärmutter. Abortusbacillen habe ich bei der chronischen Endometritis nicht nachweisen können.

Die ersten drei Bestände und der Bestand Malchow müssen bei der weiteren Beurteilung für sich betrachtet werden.

In den ersten 3 Beständen waren 15 Kühe als steril bzw. relativ steril zu bezeichnen. Am Schluß der Untersuchung, 3—5 Monate nach der Impfung, waren noch 12 Kühe güst. Davon hatten 8 eine Endometritis. Bei 3 Kühen, ohne klinisch nachweisbare Ursache der Sterilität, war der gewünschte Erfolg (Brunst und Konzeption) eingetreten und zwar bei einer Kuh vor der Impfung und bei 2 Kühen nach der Impfung.

Dieser Ausfall macht schon die Beurteilung schwierig. Trat Brunst und Konzeption bei 2 von 15 sterilen bzw. relativ sterilen Tieren nach oder infolge der Impfung auf?

Wie falsch es ist, in solchen Fällen ohne weiteres einen Impferfolg anzunehmen, zeigte mir das Eintreten der Brunst bei 7 von 8 als „nichtrindernd" bezeichneten Färsen, bei denen die Impfung durch Zufall um einige Wochen verschoben wurde.

„Erfolge" sind also von mir nur bei zwei Tieren, die keine Veränderungen an den Geschlechtsorganen aufwiesen, nach der Impfung beobachtet.

Auch in anderen Beständen habe ich häufiger beobachten können, daß Tiere, die lange Zeit mit der Brunst aussetzten, plötzlich ohne jede Impfung oder Behandlung rinderten und konzipierten.

Das Umrindern ist in dem Bestande II und III auch nach der Impfung in gleicher Weise aufgetreten. In dem Bestande III, in welchem demselben keine klinisch nachweisbaren Ursachen zugrunde lagen, konzipierten die Tiere ebenso wie vor der Impfung erst nach mehrmaligem Umrindern.

Im Bestande II, in dem eine umrindernde Kuh, die verkalbt hatte, eine Endometritis aufwies, hörte das Umrindern erst nach einer Gebärmutterbehandlung auf. Ebenso wurde im Bestande I eine nichtrindernde Kuh mit Endometritis durch Behandlung der Gebärmutter geheilt.

Eine Beeinflussung der Endometritiden nach der Impfung ist nicht beobachtet worden.

Es ginge zwar zu weit, hieraus schließen zu wollen, daß die Gebärmutterleiden nicht durch den Abortusbacillus verursacht werden könnten.

Nach dem Verlauf der Abortusinfektion (geringgradige Veränderungen der Gebärmutterschleimhaut, baldiges Verschwinden der Abortusbacillen aus der nichtträchtigen Gebärmutter) und auf Grund der

Beobachtungen, daß in den infizierten Beständen viele Tiere nach einem Abortus wieder normal konzipieren, während andere ohne Behandlung dauernd steril bleiben, nehme ich an, daß nicht derselbe Erreger in dem einen Fall nur Abortus und in dem anderen Abortus und Sterilität hervorruft.

Zu dieser Auffassung hat mich auch die Untersuchung in dem Bestande *Malchow* geführt. Während hier von 41 geimpften Tieren 12 güst blieben, blieben von den ungeimpften 20 nur 2 güst. Dieser große Unterschied in den Konzeptionsverhältnissen erklärt sich m. E. dadurch, daß die ungeimpften Tiere, erst später eingestellt, das erste Mal im Bestande normal kalbten und dadurch den Folgen der sich an den Abortus anschließenden Infektionen nicht ausgesetzt waren. Einer Infektion mit Abortusbacillen waren sie in der Zeit von der Einstellung bis zum Kalben und nächsten Decken in gleicher Weise ausgesetzt. Hierauf weist auch das bei beiden Gruppen gleiche Verhältnis der Abortusfälle im Jahre 1921 hin.

Auch der Umstand, daß man mit lebenden Kulturen impfen kann ohne Nachteil für die Konzeption, spricht gegen eine Schädigung des nichtträchtigen Tieres durch die Abortusbacillen.

Ich nehme deshalb als Ursache der Sterilität in den Abortusbeständen in erster Linie Sekundärinfektionen der Gebärmutter an, für die bei dem Verlauf der Abortusinfektion genügend Gelegenheit durch Retentio secundinarum und verzögerte Involution gegeben ist.

Zur Ausheilung der durch die Abortusinfektion beim trächtigen Tiere verursachten Schleimhautveränderungen wird jedoch eine gewisse Zeit notwendig sein. Diese Schleimhautveränderungen sowie verzögerte Involution können natürlich eine temporäre Sterilität bedingen. Durch eine Impfung dürften aber diese Heilungs- und Involutionsprozesse nicht beeinflußt werden.

Auf Grund meiner klinischen Beobachtungen komme ich zu dem Schluß, daß der Abortusbacillus durch verzögerte Involution der Gebärmutter und Retentio secundinarum zwar vorübergehende Sterilität hervorrufen kann. Diese Störungen werden jedoch bei fehlender Sekundärinfektion nach erfolgter Involution in der Regel durch Selbstheilung beseitigt. Die schweren Störungen treten erst dann in die Erscheinung, wenn durch Sekundärinfektionen Gebärmutterentzündungen hervorgerufen werden. Diese sind aber, wie bereits gesagt, durch eine Abortinimpfung nicht zu beseitigen, stellen aber diejenigen Leiden dar, die unbehandelt dauernde Sterilität zur Folge haben.

Wenn man nun auch bei eingetretener Sterilität von einer Impfung keinen Erfolg mehr zu erwarten hat, so ist doch prophylaktisch die Immunisierung der Bestände gegen das seuchenhafte Verwerfen unbedingt zu fordern und dürfte neben Maßnahmen, die zur Verhütung der weiteren

Verbreitung des Abortus beitragen, ein wirksames Mittel zur Bekämpfung der Sterilität in Abortusbeständen sein.

Bei eingetretener Sterilität hat immer eine Untersuchung der Geschlechtsorgane stattzufinden. Hierbei wird gewöhnlich eine Endometritis als Ursache ermittelt werden. Eine Gebärmutterbehandlung wird dann in den meisten Fällen zum Erfolge führen.

Eierstocksuntersuchungen.

Die Eierstocksuntersuchungen wurden ursprünglich in der Absicht vorgenommen, den Einfluß der Abortinimpfung auf Corpora lutea persistentia, die so häufig als Sterilitätsursachen angesehen werden, zu verfolgen. Die Ergebnisse haben mich sehr überrascht, da ich nach den Angaben in der Literatur mit einem häufigeren Auftreten der Corpora lutea persistentia bei nichtrindernden Tieren gerechnet hatte. Dadurch wurde ich veranlaßt, die Untersuchungen weiter auszudehnen und die Eierstockstätigkeit bei rindernden und nichtrindernden Kühen mit und ohne Endometritis zu verfolgen.

Bevor ich die Befunde wiedergebe, will ich auf die in der Literatur über das Corpus luteum persistens herrschenden Ansichten eingehen.

Von *Zschokke* und *Heß* ist die Aufmerksamkeit in weitestem Maße auf die Corpora lutea persistentia gerichtet worden. Von beiden Autoren wurde das Corpus luteum persistens teils direkt als Sterilitätsursache angesehen, teils sollte durch seine Beseitigung die Heilung eines bestehenden Gebärmutterleidens erzielt werden. Nach *Zschokke* wird die Nichtrückbildung des gelben Körpers bei abnormem Inhalt der Gebärmutter, jedoch auch ohne Anomalien in der Gebärmutter bei üppiger Ernährung (Malz, Roggenmehl, Mais, Schlampe) beobachtet. In der Folge hat dann das Abdrücken der Corpora lutea persistentia bei der Sterilitätsbehandlung eine große Rolle gespielt.

In Dänemark war es *Nielsen-Sörring*, der die Aufmerksamkeit auf die persistierenden Corpora lutea als Sterilitätsursache lenkte und ebenso wie *Albrechtsen* und *Poulsen* gute Resultate erzielte.

Die persistenten gelben Körper sollen die Ursache von weitaus den meisten Unregelmäßigkeiten darstellen, die sich durch häufiges Umrindern und durch unregelmäßig verlaufende Brunst äußern.

Albrechtsen hat dann die gelben Körper bei der Behandlung unberücksichtigt gelassen und ist bei einer rationellen Gebärmutterbehandlung zu besseren Erfolgen gekommen. Er betont, daß die Eierstocksbehandlung dazu führt, daß ganz normale Corpora lutea neben pathologischen ausgeklemmt werden, da es nicht einmal bei Sektionen möglich war, normale von pathologischen Corpora lutea zu unterscheiden. Der Erfolg tritt dann häufig bei der Behandlung ganz normaler Verhältnisse ein.

Nach *Wester* kommen bisweilen bei Rindern, die unfruchtbar sind, dadurch, daß sie nicht ovulieren (und auch nicht brünstig werden) sogenannte persistierende gelbe Körper vor, ebenso wie bei Trächtigkeit. Aber ein ursächlicher Zusammenhang besteht dann nach *Westers* Meinung nur insofern, als die beiden Erscheinungen auf derselben Grundlage, nämlich auf Untätigkeit der Ovarien in diesen beiden Richtungen beruhen.

Krupski spricht von der Möglichkeit, daß die gelben Körper physiologisch und nicht pathologisch sein könnten, indem sie bei Gebärmutterleiden das Reifen der Graafschen Follikel verhindern.

Das Corpus luteum ist aber auch weiter bei vielen Autoren der Ausgangspunkt für die Behandlung geblieben.

Nicht nur bei Gebärmutterleiden und Nichtrindern (*Zschokke, Heß, Krupski, Scheidegger, Reinhardt, Stålfors, Pißl*), sondern auch bei Gebärmutterleiden und Umrindern wird das Vorkommen der Corpora lutea persistentia als feststehende Tatsache angesehen (*Reisinger, Kaltenegger, Schermer*).

Heß bezeichnet einen gelben Körper, der 6—8 Wochen nach der Geburt noch konstatiert werden kann, als persistierend. Ähnlich äußern sich *Stålfors* und *Reinhardt*. Dem ist ohne weiteres zuzustimmen. Der Beweis für ein Persistieren des Corpus luteum 6—8 Wochen nach der Geburt wird jedoch in der Regel nicht erbracht. Bedenkt man aber, daß bereits 3 Wochen nach der Geburt wieder Brunst eintreten kann, so hat diese Grenze von 6 Wochen für die Beurteilung keinen Wert.

Die Kennzeichen der Corpora lutea persistentia werden sehr verschieden angegeben.

Nach *Heß* besitzen ältere, in Resorption befindliche oder persistierende gelbe Körper nur Erbsen- bis Haselnußgröße, prominieren weniger und sind von derber, solider Konsistenz. 1—5 Monate alte Corpora lutea lassen sich per vaginam leicht abdrücken. Später ist es mit dem Ovarium mehr oder weniger innig verwachsen und um so schwerer abzudrücken, je älter es ist. In alten Fällen ist das Abdrücken oft unmöglich.

Poulsen erkennt das Corpus luteum an seiner Form, seinem Verhältnis zum Eierstock und seiner harten Konsistenz, einem deutlichen Fortsatz am Eierstock. Im Gegensatz dazu sollen der echte und falsche gelbe Körper unmerklich, ohne deutliche Begrenzung in den Eierstock übergehen und schwieriger zu entfernen sein.

Nach *Stålfors* sind die Kennzeichen nicht konstant. Die Corpora lutea persistentia sind leichter abzudrücken als normale Corpora lutea.

Nach *Reinhardt* gestaltet sich das Abdrücken bald leicht, bald schwer.

Histologisch hat *Kaltenegger* nur geringe Unterschiede zwischen den verschiedenen Corpora lutea feststellen können. Er hat auch histologisch keine sicheren Merkmale für die Unterscheidung des Corpus luteum persistens und des Corpus luteum feststellen können.

Die über die Eierstockstätigkeit bisher veröffentlichten Mitteilungen, soweit sie sich auf makroskopische Untersuchungen erstrecken, stützen sich zum größten Teil auf Schlachtbefunde und einige Lebenduntersuchungen.

Letztere, in der Regel nur einmal ausgeführt, haben vor den Schlachtbefunden keine Vorzüge, da ja auch hier nur eine bestimmte Phase in den Ovulationsvorgängen festgehalten wird. *Schmid* hat bei einer Anzahl von Tieren zur Zeit der Brunst Untersuchungen ausgeführt, um den Follikelsprung zu ermitteln. Im übrigen sind mir aus der Literatur keine planmäßigen Untersuchungen intra vitam bekannt.

Bevor die vorliegenden Untersuchungen begonnen wurden, hatte ich mir auf dem hiesigen Schlachthof die nötige Übung in der rektalen Untersuchung erworben. Hier war es möglich, die Richtigkeit der aufgenommenen Befunde am geschlachteten Tiere zu prüfen.

Die Untersuchungen wurden dann in den Beständen in der Regel in 8tägigen, in manchen Fällen auch in kürzeren Zwischenräumen ausgeführt. Zur Untersuchung kamen 25 Kühe.

Um mich nicht bei der Untersuchung beeinflussen zu lassen, habe ich jeden neuen Befund ohne Kenntnisnahme von dem früheren Ergebnis notiert und die Befunde aneinander gereiht. Wenn ich durch die Palpation Follikel, Cysten, Corpora lutea nicht mit Sicherheit deuten konnte, habe ich mich darauf beschränkt, den Eierstock nur nach Größe und Konsistenz zu beschreiben.

Wiederholt konnte ich während einer ganzen Ovulationsperiode ein Corpus luteum nicht mit Sicherheit feststellen, obwohl das betr. Tier gerindert hatte und bei der nächsten Ovulation die Verhältnisse klar zutage traten. Hieran scheint lediglich der Sitz des Corpus luteum oder seine geringere Ausbildung die Schuld zu tragen.

Die untersuchten Tiere lassen sich in 6 Gruppen einteilen:

1. Normal rindernde, klinisch gesunde Tiere.
2. Normal rindernde Kühe mit Endometritis chronica.
3. Nichtrindernde, bzw. mit der Brunst aussetzende gesunde Tiere.
4. Nichtrindernde Kühe mit Endometritis chronica.
5. Zwei trächtige Kühe ohne Brunst.
6. Eine trächtige Kuh mit Brunst (Nachrindern).

Von jeder Gruppe habe ich einige Befunde in den beigegebenen Tabellen ausführlich beschrieben.

Im übrigen werde ich die Befunde nur kurz anführen und besprechen.

Gruppe I. Normal rindernde, klinisch gesunde Tiere. Befund s. S. 57 u. 58.

Es wurden 6 Kühe während mehrerer Perioden untersucht. Die Untersuchungen der Kühe dieser Gruppe wurden ausgeführt, um die An- und Rückbildung des Corpus luteum zu ermitteln. Bei den Untersuchungen gelegentlich der Brunst habe ich bei Beginn der Brunst immer den Follikel feststellen können, aus dem sich das Corpus luteum der Brunstperiode bildete. In einem Fall (s. S. 58) war der Follikel 12 Stunden nach eingetretener Brunst noch nicht geplatzt.

Die reifen Follikel zeigten vielfach in ihrer Konsistenz eine Übereinstimmung mit Corpora lutea. Das ist vielleicht der starken Spannung der Wandung oder der Luteinisation des reifen Follikels zuzuschreiben. So stellte ich anfänglich einige Male irrtümlich am Tage der Brunst ein Corpus luteum fest. Auf diesen Irrtum wurde ich aufmerksam, als ich später bei einer am Tage nach der Brunst wiederholten Untersuchung weder einen Follikel noch ein Corpus luteum fand.

Das entstehende Corpus luteum war gewöhnlich am 3. Tage nach der Brunst zu fühlen. In manchen Fällen war jedoch nur eine gleichmäßige oder auch unebene Beschaffenheit des Eierstocks an dieser Stelle nachweisbar. Am 5. Tage war das Corpus luteum immer gut zu palpieren. Nach dem 12. Tage war bei gewöhnlichem Brunstcyklus eine Abnahme in der Größe zu konstatieren. Als kleine Erhabenheit war das Corpus luteum auch bei der nächsten Brunst noch vorhanden.

Gruppe II. Normal rindernde Kühe mit Endomitritis chronica. Befunde s. S. 58.

Es kamen 2 Kühe dieser Gruppe zur Untersuchung. Ein Befund ist wiedergegeben und zeigt, daß auch bei diesen Kühen mit chronischer Endometritis die Ovulationsvorgänge regelmäßig verliefen.

Gruppe III. Nichtrindernde, bezw. mit der Brunst aussetzende, klinisch gesunde Kühe. Befunde s. S. 59.

Es wurden 7 Kühe untersucht, 2 Kühe hatten 1 Jahr lang keine Brunst gezeigt, wiesen aber dennoch ebenso wie die übrigen 5 Tiere regelmäßige Ovulationen auf.

Gruppe IV. Nichtrindernde Kühe mit Endometritis chronica. Befunde s. S. 60—63.

Es wurden 10 Kühe untersucht. Während bei den Tieren der ersten 3 Gruppen die Ovulationsvorgänge regelmäßig verliefen, waren bei dieser Gruppe eine Reihe Unregelmäßigkeiten zu verzeichnen, die in der folgenden kurzen Zusammenstellung zum Ausdruck kommen.

1. Kuh Nr. 101 (Hellersdorf) s. S. 61. Endometritis catarrh. chronica: Ovulationen regelmäßig.
2. Kuh Nr. 108 (Hellersdorf). Endometritis chronica: Ovulationen regelmäßig.
3. Kuh Nr. 103 (Hellersdorf). Metritis salpingitis tuberculosa: Unregelmäßige Ovulationen, keine Persistenz des Corpus luteum. Befunde konnten bei Schlachtung bestätigt werden.
4. Kuh Nr. 143 (Malchow). Endometritis chronica: Nicht sicher zu diagnostizieren.
5. Kuh Nr. 107 (Hellersdorf) s. S. 61. Anfangs Endometritis, regelmäßige Ovulationen. Später Pyometra, Corpus luteum persistens.
6. Kuh Nr. 180 (Malchow) s. S. 60. Pyometra: Corpus luteum persistens. Nach Behandlung und Heilung. Regelmäßige Ovulationen.
7. Kuh Nr. 1 (Lübars) s. S. 63. Endometritis catarrh. chronica: Cystöse Entartung der Ovarien.
8. Kuh Nr. 153 (Malchow). Endometritis catarrh. chronica: Klein-cystische Degeneration der Ovarien.
9. Kuh Nr. 108 (Eisenbahnfuhrpark). Endometritis catarrh. chronica: Cysten. Nach Behandlung: eine Ovulation ohne Brunst. Später Cysten.
10. Kuh Nr. 175 (Malchow). Endometritis catarrh. chronica: Zunächst Corpus luteum, dann Cysten. Nach Behandlung: Ovulation — keine Brunst.

Regelmäßige Ovulationen waren also auch hier z. T. vorhanden. In der Befundtabelle S. 62 habe ich diese Regelmäßigkeit beleuchtet. Eine Persistenz eines Corpus luteum wurde nur in 2 Fällen während mehrerer Monate beobachtet. Beide Male handelte es sich um Pyometra. Dieselbe war in dem einen Fall (Nr. 180) im Anschluß an den Abort und Retentio secundinarum aufgetreten. Nach Gebärmutterbehandlung traten Rückbildung des Corpus luteum persistens und später regelmäßige Ovulationen ein. Im anderen Fall entwickelte sie sich im Anschluß an eine Spülung. Das Corpus luteum einer gerade stattgehabten Ovulation blieb bestehen.

Cystenbildung in den Ovarien fand ich bei 4 Kühen. Sie war hier in allen Fällen mit Stillochsigkeit verbunden. Bei allen 4 Kühen bestand Schwellung der Scham und Senkung der Beckenbänder.

Der S. 63 angegebene Befund der Kuh Nr. 1 (Lübars) zeigt, in wie kurzer Zeit und in welchem Maße die Eierstöcke durch Cysten verändert werden können. Es traten dauernd neue Cysten auf. Der anfangs normale, haselnußgroße, linke Eierstock nahm in 12 Tagen durch Cysten die Größe eines kleinen Hühnereies an.

Bei den übrigen Tieren dieser Gruppe traten die Ovulationen weniger regelmäßig auf. Die Corpora lutea bildeten sich jedoch zurück.

Diese Untersuchungen zeigen, daß die Corpora lutea persistentia ein viel seltenerer Befund sind, als fast allgemein angenommen wird.

Es werden eben vielfach bei einer einmaligen Untersuchung normale Corpora lutea als Corpora lutea persistentia angesprochen.

In der Mehrzahl der Fälle wird man am Ovar ein Corpus luteum antreffen, wenn man bedenkt, daß das normale Corpus luteum vom 5. Tage nach der Brunst bis gegen Anfang der neuen Brunst am Ovar nachzuweisen ist.

Es scheint, als ob das Corpus luteum als normales Gebilde des Eierstockes ganz vergessen ist, nachdem einmal das Vorkommen der Corpora lutea persistentia bekannt geworden ist und in der Sterilitätsbehandlung das Abdrücken der „persistierenden" Corpora lutea diese Verbreitung erlangt hat.

Die über die Häufigkeit des Vorkommens der Corpora lutea persistentia gemachten Angaben entsprechen denn auch Zahlen, die direkt darauf hinweisen, daß jedes C. luteum bei sterilen Tieren als Corpus luteum persistens angesprochen wird.

Wenn z. B. *Kaltenegger* bei 16 regelmäßig umrindernden Tieren mit Endometritits die bei der Sektion aufgefundenen Corpora lutea als persistierend anspricht, so liegt dort meines Erachtens sicher ein Irrtum vor.

Dasselbe dürfte auch zutreffen, wenn *Stålfors* bei 309 sterilen Tieren 213 mal ein Corpus luteum persistens diagnostiziert. In 92 Fällen soll *nur* ein Corpus luteum persistens als Sterilitätsursache vorgelegen haben.

Corpora lutea, die nach *Heß* als Corpora lutea hypertrophica anzusprechen wären, habe ich nicht gefunden.

Durch diese Untersuchungen habe ich den Eindruck bekommen, daß ein Corpus luteum persistens in der Hauptsache nur als Symptom eines Gebärmutterleidens auftritt. Und zwar scheint das Corpus luteum erst zu persistieren, wenn die Affektion der Gebärmutter einen bestimmten Grad erreicht hat.

Bei vollständiger Erschlaffung der Gebärmutter oder eitrigem Inhalt ist ein Corpus luteum persistens am ersten zu erwarten.

Bei normaler Gebärmutter und Nichtrindern und bei leichteren Endometritiden spricht der Befund eines Corpus luteum eher für eine normale Eierstockstätigkeit.

Ob wirklich infolge reichlicher Ernährung (*Zschokke*) ein Corpus luteum persistiert, scheint mir zweifelhaft. Nichtrindern oder Umrindern geben keineswegs einen bestimmten Anhalt. Es hat sich einerseits gezeigt, daß Tiere ohne Brunst normal ovulieren. Andererseits kann evtl. bei Umrindern ein Corpus luteum persistens vorliegen, besteht doch die Möglichkeit, daß Tiere mit Corpus luteum persistens rindern analog den trächtigen, nachrindernden Tieren.

Klinisch ist auf Grund einer einmaligen Untersuchung schwer eine Entscheidung zu treffen, ob es sich gegebenenfalls um ein normales Corpus luteum oder ein Corpus luteum persistens handelt.

Nur eine wiederholte Untersuchung, bei der sich das Corpus luteum unverändert an demselben Ovarium, an derselben Stelle vorfindet, läßt mit Sicherheit eine Entscheidung treffen. Aber auch dabei ist noch zu berücksichtigen, daß die Untersuchungen in kurzen Zwischenräumen stattfinden müssen, da sich ein neues Corpus luteum auch an derselben Stelle wieder bilden kann (s. Befund S. 57 u. 58).

Daß die folgende Ovulation an demselben Eierstock stattfindet, ist ein noch häufigerer Befund.

Was nun die nach dem Abdrücken der Corpora lutea erzielten Erfolge anbetrifft, so ist es ja auch möglich, daß der Effekt, das Einsetzen einer ausgebliebenen Brunst, auch nach dem Abdrücken des normalen Corpus luteum eintritt, daß nach diesem Eingriff eine Kontraktion der Gebärmutter einsetzt, die auf die Ausheilung von Endometritiden günstig wirkt.

Wieweit jedoch durch Massage und Spülungen dasselbe erreicht wird, kann ich nicht beurteilen. Daß mit der Heilung des Gebärmutterleidens das Corpus luteum persistens schwindet, habe ich durch Behandlung der Kuh Nr. 180 dargetan. Es traten nachdem regelmäßige Ovulationen auf.

Beobachtungen über Nachrindern.

Das häufigere Vorkommen des Nachrinderns in den Beständen sowie einige zufällige günstige Beobachtungen geben mir Anlaß, auf das Nachrindern einzugehen.

Das Nachrindern bei Kühen ist schon seit langem bekannt. Nach *Schmid* berichtet schon *Aristoteles* über das Nachrindern. Wegen der Häufigkeit des Vorkommens verdient das Nachrindern bei der Sterilitätsbehandlung besondere Beachtung. So sagt *Pißl*, daß man einmal wegen des Nachrinderns, sodann aber auch wegen des Ausbleibens der Brunst den anamnestischen Daten für den Untersuchungsbefund keine Bedeutung einräumen darf.

Reinhardt erwähnt, daß in den von ihm revidierten Beständen viele Kühe wegen des Nachrinderns zur Schlachtung kamen.

Um zunächst einen Anhalt über die Häufigkeit des Nachrinderns zu bekommen, habe ich eine Prüfung des Deckregisters im Bestande

Malchow vorgenommen. Dabei zeigte sich, daß von 116 tragenden Tieren 8 ein oder mehrmal nachrinderten. Das würde, auf die tragenden Tiere berechnet, einen Prozentsatz von 6,9% ausmachen.

Durch eigene Untersuchungen konnte ich 5 Fälle von Nachrindern feststellen. In einem Fall hatte eine Kuh bis in den 6. Monat der Trächtigkeit fast regelmäßig nachgerindert. In einem anderen Falle handelt es sich um ein Tier, das 4 Monate nach dem ersten Sprung nachrinderte. Es war im Dezember 1920 gedeckt, hatte am 13. IV. 1921 umgerindert und war wieder gedeckt worden. Die Untersuchung fand am 24. VI. statt und ergab Trächtigkeit vom ersten Sprung. Das Tier sollte bereits verkauft werden, da es in der Milchleistung bedeutend zurückgegangen war.

Diese Angaben mögen zeigen, wie der Landwirtschaft durch Abschlachtung solcher Tiere wertvolles Zuchtmaterial und Nachwuchs verloren geht.

Kommen solche Fälle vorgeschrittener Trächtigkeit zur Untersuchung, so werden sie ja leicht erkannt werden.

Die Aufmerksamkeit verdienen aber bei der Ausführung der Sterilitätsbehandlung vor allen Dingen jene Fälle von Nachrindern, die 3 oder 6 Wochen nach dem ersten Sprung eintreten. Hier kann in Verkennung der Sachlage dem Besitzer durch eine etwaige Behandlung Schaden zugefügt werden, indem durch Abdrücken des Corpus luteum oder andere Manipulationen (Uterusspülung) ein Abortus hervorgerufen wird, der in vielen Fällen unbemerkt bleibt. Nur genaueste Untersuchung wird vor einem derartigen Irrtum schützen.

In dem Bestande *Lübars* wurde mir oben aufgeführte Färse wegen Umrinderns vorgeführt. Sie war am 11. IV. gedeckt und hatte am 30. V., also nach 7 Wochen, wieder gerindert. Die Färse war nicht wieder gedeckt worden, da der Besitzer sie mit anderen Tieren zusammen behandeln lassen wollte. Die Untersuchung fand am 1. VI. statt und ergab Trächtigkeit. Damals konnte ich lediglich aus dem Uterusbefund auf Trächtigkeit schließen. Es ist jedoch zu beachten, daß bei noch früherem Nachrindern und in manchen Fällen von 6—8 Wochen Trächtigkeit der Uterusbefund nicht zu einem sicheren Ergebnis führt. Hier möchte ich deshalb darauf hinweisen, daß man unter Umständen den Eierstocksbefund (Corpus luteum) zur richtigen Deutung heranziehen kann.

In dem vorliegenden Falle mußte schon das am 2. Tage nach der Brunst gut ausgebildete Corpus luteum, bei Abwesenheit von Gebärmutterleiden, mit höchster Wahrscheinlichkeit als Corpus luteum graviditatis angesehen werden.

Einige weitere Beobachtungen geben Unterlagen für die Erklärung des Nachrinderns.

Die in Gruppe V aufgeführten Befunde (S. 64) zeigen, daß bei beiden trächtigen Tieren mit großer Regelmäßigkeit immer um die Zeit, in der ohne Trächtigkeit eine neue Brunst hätte eintreten müssen, durch rectale Untersuchung nachweisbare Follikel auftraten. Bei Untersuchungen etwa in der Mitte zwischen zwei Brunstperioden wurden an den Eierstöcken niemals Follikel nachgewiesen.

Dadurch wird dargetan, *daß auch bei bestehender Schwangerschaft ein ovarieller Zyklus regelmäßig vor sich geht.* Hier nimmt er allerdings nicht den üblichen Ausgang: Vollständige Reifung des Follikels, Platzen und Bildung eines Corpus luteum. Man nimmt an, daß das bestehende Corpus luteum graviditatis durch Hormonwirkung ein vollständiges Ausreifen verhindert. Es kommt dann zur Atresie des Follikels. Für die Klärung des Nachrinderns ist ferner der Eierstocksbefund bei einer nachrindernden Kuh von Bedeutung. Es handelt sich um die Angler Kuh des Rassestalls der Tierärztlichen Hochschule.

Die am 12. V. gedeckte Kuh wurde am 9. VII. untersucht. Die Trächtigkeit konnte nicht nachgewiesen werden. Der Uterus kontrahierte sich zu dieser Zeit noch, und von einer Asymmetrie war nichts zu fühlen. Für die Untersuchung kam erschwerend hinzu, daß die Kuh stets stark drängte und der Darm stark gespannt war. Im weiteren untersuchte ich nur die Eierstöcke. Es entging mir auf diese Weise noch länger die eingetretene Trächtigkeit.

Am linken, gut pferdebohnengroßen Eierstock wurde stets ein Corpus luteum unverändert nachgewiesen.

Befund am 28. VII.: Rechtes Ovarium ca. 5 cm lang, flach uneben, medial klein haselnußgroße Blase. Linkes Ovarium gut pferdebohnengroß, flach, dreieckig mit Corpus luteum.

Befund vom 6. VIII.: Die Kuh rindert. Rechtes Ovarium 5 cm lang, 2 Corpora lutea ? von etwa Haselnußgröße, medial und lateral. Linkes Ovarium flach, dreieckig, gut pferdebohnengroß, mit Corpus luteum.

Befund vom 10. VIII.: Rechtes Ovarium 4—5 cm lang, medial haselnußgroßer, leicht fluktuierender Follikel, lateral kleiner Follikel. Linkes Ovarium gut pferdebohnengroß, flach, dreieckig, mit Corpus luteum.

Bei dieser nachrindernden Kuh befanden sich also neben dem schon vorher vorhandenen Corpus luteum am linken Eierstock zwei Follikel am rechten Eierstock. Ich hatte bereits vorher erwähnt, daß reife Follikel häufig schwer von Corpora lutea zu unterscheiden sind (s. S. 50). Bei der am 10. VIII. vorgenommenen Untersuchung konnten die am 6. VIII. als Corpora lutea angesprochenen Gebilde als Follikel durch ihre Fluktuation erkannt werden.

Bei diesem Tiere, sowie auch bei den nachrindernden Tieren des Bestandes Malchow, über die genaue Zeitangaben vorliegen, fällt nun weiter auf, daß die Tiere fast sämtlich an einem Tage nachrinderten, der von dem des Deckaktes oder des Rinderns um ein Vielfaches eines gewöhnlichen Brunstintervalls entfernt liegt.

Tabelle über nachrindernde Tiere.

Kuh Nr.	Bestand	Gerindert u. gedeckt	1. Nachrindern	2. Nachrindern	Gekalbt	Zeitraum bis zum 1. Nachrindern	Zeitraum bis zum 2. Nachrindern
Angl. Kuh	Rassestall	12. V. 21	6. VIII. 21	—	tragend	86 Tage	
164	Malchow	14. IV. 19	5. VIII. 19	—	5. I. 20	114 Tage	
195	,,	30. VI. 19	12. X. 19	—	20. III. 20	104 Tage	
196	,,	1. VI. 19	22. VII. 19	—	7. III. 20	41 Tage	
16	,,	20. IV. 19	10. VI. 19	25. IX. 19	19. II. 20	51 Tage	107 Tage
219	,,	15. I. 20	18. III. 20	—	23. X. 20	63 Tage	
223	,,	14. III. 20	7. IV. 20	—	2. XII. 20	24 Tage	
228	,,	4. I. 20	16. II. 20	—	10. X. 20	43 Tage	
256	,,	10. XI. 20	4. II. 21	—	23. VIII. 21	85 Tage	

Aus diesen Befunden — regelmäßiges Auftreten der Follikel bei tragenden Tieren, reife Follikel bei einem nachrindernden Tiere und Nachrindern ziemlich regelmäßig in Perioden von etwa ein oder mehrmal 21 Tagen vom Tage des Deckaktes ab — *resultiert, daß auch nach eingetretener Schwangerschaft ein ovarieller Zyklus stattfindet, der aber in der Regel mit Atresie endet, daß gelegentlich ein Follikel, in seinem Wachstum durch das Corpus luteum nicht gehemmt, heranreift und eine Brunst während der Trächtigkeit hervorruft.*

Zusammenfassung.

I. Teil.

1. Die Abortusinfektion hinterläßt während der Abheilung der Schleimhautveränderungen und infolge verzögerter Involution eine temporäre Sterilität.

2. Nicht die reine Abortusinfektion, sondern Sekundärinfektionen sind gewöhnlich die Ursache für die Sterilität in Abortusbeständen.

3. Eine Abortinimpfung hat bei eingetretener Sterilität keine Wirkung.

4. Die Immunisierung infizierter Bestände gegen das seuchenhafte Verkalben ist jedoch prophylaktisch zur Sterilitätsbekämpfung heranzuziehen.

5. Bei eingetretener Sterilität wird lediglich eine Untersuchung der Geschlechtsorgane und lokale Behandlung zum Ziele führen.

II. Teil.

1. Die Ovulation erfolgt gegen Ende der Brunst.
2. Das Corpus luteum ist bereits mit 3 Tagen klinisch nachweisbar.
3. Mit 5 Tagen ist es deutlich fühlbar.
4. Vom 12. Tage nach der Brunst nimmt es an Größe ab.
5. Bei der folgenden Brunst ist es noch nachweisbar.
6. Eine Ovulation verläuft nicht immer mit Brunst.

7. Bleibt die Brunst lange Zeit aus, so gehen bei klinisch gesunden Tieren die Ovulationen in der Regel weiter. Eine offensichtliche Brunst setzt dann zu einer Zeit ein, die dem gewöhnlichen Brunstzyklus entspricht.

8. Der Befund eines Corpus luteum bei nichtrindernden Tieren darf nicht als Anomalie (Corpus luteum persistens) gedeutet werden.

9. Die Eierstockstätigkeit kann noch vollkommen normal sein, wenn bereits durch Gebärmutterentzündungen eine Ursache für Sterilität gegeben ist.

10. Ohne gleichzeitige Erkrankung der Gebärmutter sind weder Corpora lutea persistentia noch Cysten beobachtet worden.

11. Die Uteruserkrankung muß scheinbar erst einen bestimmten Grad erreicht haben, bevor das Corpus luteum persistiert.

12. Cysten sind im Rindereierstock häufigere Befunde als Corpora lutea persistentia.

13. Nach Heilung des Gebärmutterleidens schwindet auch das Corpus luteum persistens.

14. Auch während der Trächtigkeit findet ein unvollkommener ovarieller Zyklus statt. Die Follikel wachsen in den gewöhnlichen Intervallen heran ohne jedoch zur vollkommenen Ausreifung zu gelangen. Es kommt zur Atresie der Follikel.

15. Nicht selten bedingen gereifte Follikel während der Trächtigkeit eine Brunst.

Gruppe I. Befunde von normal rindernden Kühen ohne Veränderungen an den Geschlechtsorganen.

Kuh Nr. 35 (Eisenbahnfuhrpark). Schwarzbunte Kuh, 5 Jahre alt. Ende Mai normal gekalbt. Bereits häufiger gerindert, zuletzt am 17. VIII.

Datum	Rechtes Ovarium	Linkes Ovarium	Bemerkungen
5. IX.	walnußgroß, flach, lateral Fluktuation	gut pferdebohnengroß, lateral Follikel	Die Brunst hätte ungefähr am 6. IX. erfolgen müssen
9. IX.	walnußgroß, flach, breit	gut pferdebohnengroß, medial flach, lateral C. luteum in Ausbildung	
14. IX.	bis walnußgroß, medial flach, breit, lateral dicker, C. luteum	gut pferdebohnengroß, lateral C. luteum	
17. IX.	bis walnußgroß, lateral C. luteum, medial Follikel	pferdebohnengroß, lateral C. luteum	
21. IX.	kl. walnußgroß, lateral C. luteum (kleiner), medial Follikel	klein pferdebohnengroß, lateral C. luteum-Rest und Fluktuation	

Fortsetzung.

Datum	Rechtes Ovarium	Linkes Ovarium	Bemerkungen
23. IX.	kl. walnußgroß, lateral C. luteum (kleiner), medial Follikel, prall, dickwandig	kl. pferdebohnengroß, lateral C. luteum, medial flach	
27. IX.			Gerindert und gedeckt
29. IX.	gut pferdebohnengroß, in d. Mitte u. lateral etwas dicker, gleichmäßig	pferdebohnengroß	
3. X.	walnußgr., lateral haselnußgroßes *C. luteum*	gut pferdebohnengroß	
5. X.	walnußgroß, lateral gut haselnußgroßes C. luteum[1])	gut pferdebohnengroß	

Gruppe II. Befunde von normal rindernden Kühen mit Endometritis chronica.

Kuh Nr. 4 (Lübars). Schwarzbunte Kuh, $2^3/_4$ Jahre alt, im Januar 1921 verkalbt. Endometritis chronica mit geringgradigem Ausfluß. Gerindert und gedeckt am 19. II., 2. IV., 24. IV., 25. V. Die Kuh wurde anfangs nur in größeren Zwischenräumen untersucht.

Datum	Rechtes Ovarium	Linkes Ovarium	Bemerkungen
1. VI.	kl. walnußgroß, kleines *C. luteum*	bohnengroß	
19. VI.			Gerindert und gedeckt
30. VI.	gut bohnengroß, Oberfläche uneben	gut haselnußgroß mit *C. luteum*	
7. VII.			Umgerindert
16. VIII.			Umgerindert
27. VIII.			Umgerindert
27. VIII.	kl. walnußgroß, in der Mitte großer Follikel	gut bohnengroß	Seit 12 Std. gerindert
30. VIII.	gut pferdebohnengr., in d. Mitte breiter, uneben	haselnußgroß	
2. IX.	kl. walnußgroß, in der Mitte *C. luteum* wenig prominierend	haselnußgroß	Endometritis behandelt
6. IX.	kl. walnußgroß mit C. luteum in d. Mitte	haselnußgroß	
16. IX.			Gerindert und gedeckt
19. IX.	gut bohnengroß	pferdebohnengroß, lateral *C. luteum*	
11. X.	pferdebohnengroß	bis walnußgroß, länglich lateral C. luteum	

Das Corpus luteum bleibt bestehen; die Kuh zeigt sich bei 2 späteren Untersuchungen tragend.

---

[1]) Dieses C. luteum habe ich durch weitere Untersuchungen bis zum 21. XI. unverändert festgestellt. Die Kuh war tragend. Den Befund habe ich angeführt,

Gruppe III. Klinisch gesunde Tiere ohne Brunsterscheinungen bzw. mit unregelmäßigen Brunstintervallen.

Kuh Nr. 104 (Hellersdorf). Schwarzbunt, 10 Jahre alt, gekalbt?, gerindert und gedeckt am 18. I., 25. II. 21. Brunst bis zum 31. VII. ausgeblieben.

Datum	Rechtes Ovarium	Linkes Ovarium	Bemerkungen
30. V.	bis pferdebohnengroß	walnußgroß mit kl. Follikeln u. C. luteum	
23. VI.	walnußgroß, länglich C. luteum	gut haselnußgroß	
1. VII.	pferdebohnengroß, C. luteum	gut haselnußgroß	
10. VII.	pferdebohnengroß, C. luteum	haselnußgroß	
13. VII.	walnußgroß, kl. C. lut., 2 gut erbsgroße Follikel	haselnußgroß	klarer Schleim in der Schamspalte
16. VII.	kl. walnußgr., 2 C. lutea, eines dicht am Bandansatz, das andere dicht am Margo liber. Beide prominierend	kl. haselnußgroß	
19. VII.	walnußgroß, ein C. lut. am Margo liber noch breiter u. stärker prominierend, das andere schwach	kl. haselnußgroß	
31. VII.			gerindert u. gedeckt
29. VIII.	kl. walnußgroß, lateral C. luteum	gut haselnußgroß	zäher Zervikalschleim
5. IX.	kl. walnußgroß, lateral C. luteum	haselnußgroß	
16. IX.	bis walnußgroß, C. lut. außen, größere Follikel	haselnußgroß	
12. X.	kl. walnußgroß, lateral großes C. luteum		*Tragend*

da er zeigt, daß ein C. luteum einer folgenden Ovulation an derselben Stelle am Eierstock gebildet, und dadurch eine Persistenz eines C. luteum vorgetäuscht werden kann. Ich habe noch mehrere derartige Befunde aufgenommen, die beweisen, wie schwierig unter Umständen auch bei wiederholter Untersuchung die Entscheidung ist, ob es sich gegebenenfalls um ein C. luteum persistens oder um ein C. luteum einer neuen Ovulation handelt. Von einer Aufzählung aller dieser Fälle sehe ich ab, da sie an sich nichts Neues bringen.

Gruppe IV. Kühe mit Endometritis chronica ohne Brunsterscheinungen.

Kuh Nr. 180 (Malchow). Schwarzbunt, 9 Jahre alt. 12. V. 1921 verkalbt. Eitriger Gebärmutterkatarrh mit starkem Ausfluß (genauer Befund s. Bestand Malchow Nr. 180). Es wurden Gebärmutterspülung mit Wasserstoffsuperoxyd, Dakinscher Lösung oder Jodlösung vorgenommen vom 14. VI. bis 1. X. — Anfangs C. luteum persistens am rechten Ovar, später Brunst mit Ovulation.

Datum	Rechtes Ovarium	Linkes Ovarium	Bemerkungen
14. VI.	kl. walnußgroß mit *C. luteum* lateral	bohnengroß	
21. VI.	kl. walnußgroß mit C. luteum lateral	bohnengroß	
6. VII.	kl. walnußgroß mit C. luteum lateral	bohnengroß	
14. VII.	kl. walnußgroß mit C. luteum lateral	bis pferdebohnengroß	
21. VII.	kl. walnußgroß mit C. luteum lateral	bis pferdebohnengroß	
28. VII.	kl. walnußgroß mit C. luteum lateral u. erbsgroßer Blase	gut bohnengroß dreieckig mit Follikel	
2. VIII.	kl. walnußgroß mit C. luteum lateral	gut haselnußgroß, gleichmäßige Konsistenz lateral	
11. VIII.	kl. walnußgroß mit C. luteum lateral	gut pferdebohnengroß	
16. VIII.	kl. walnußgroß mit C. luteum lateral	gut pferdebohnengroß, flach	
20. VIII.	kl. walnußgroß mit C. luteum lateral	gut pferdebohnengroß, breit	
26. VIII.	kl. walnußgroß mit C. luteum lateral	kl. walnußgroß, haselnußgroße Blase zerdrückt	
30. VIII.	kl. walnußgroß mit C. luteum lateral	pferdebohnengroß	
1. IX.	kl. walnußgroß, C. lut. lateral kleiner	pferdebohnengroß	
10. IX.	gut pferdebohnengroß, lateral derbe erbsgroße Stelle	gut haselnußgroß, haselnußgroße, homogene Stelle	
11. IX.	gerindert		
16. IX.	haselnußgroß, flach	kl. walnußgroß, mit *C. luteum*	
23. IX.	gerindert		
1. X.	kl. walnußgroß mit *C. luteum*	gut pferdebohnengroß, breit	

Später stellte sich die Brunst regelmäßig ein. Die Kuh wurde im November gedeckt.

Kuh Nr. 107 (Hellersdorf). Schwarzbunt, 7 Jahre alt, sollte tragend sein. Endometritis chronica, später Pyometra und C. luteum persistens.

Datum	Rechtes Ovarium	Linkes Ovarium	Bemerkungen
30. V.	gut walnußgroß	gut bohnengroß, Oberfläche uneben	
23. VI.	haselnußgroß, uneben	haselnußgroß, birnförmig, a. d. Spitze uneben	
1. VII.	gut bohnengroß, Oberfläche uneben	gut pferdebohnengroß, dreieckig, kl. Follikel	
10. VII.	gut bohnengroß	kl. walnußgroß, C. lut.?	
16. VII.	kl. haselnußgroß, Oberfläche uneben	kl. walnußgroß, Oberfläche uneben, C. luteum	
19. VII.	kl. haselnußgroß, Oberfläche uneben	kl. walnußgroß, C. luteum	
26. VII.	pferdebohnengroß, uneben	gut bohnengroß, uneben weich	
1. VIII.	walnußgroß, eine Hälfte weich-elastisch — C. lut. Am Eierstocksgewebe Blase	pferdebohnengroß, höckerig	
5. VIII.	walnußgroß. C. luteum lateral	pferdebohnengroß, uneben	Gebärmutterbehandlg. mit Kreolinlösung
8. VIII.	gut walnußgroß, etwas länglich, großes C. lut.	pferdebohnengroß, uneben	Pyometra
15. VIII.	gut walnußgroß, etwas länglich, großes C. lut.	pferdebohnengroß, uneben	
22. VIII.	walnußgroß-länglich, lateral etwa haselnußgroßes C. luteum	haselnußgroß, uneben	
26. VIII.	derselbe Befund wie am 22.	haselnußgroß, uneben	
29. VIII.	ders. Befund wie am 22.	haselnußgroß, uneben	
1. IX.	walnußgroß, ca. 5 cm lang, lateral C. luteum	haselnußgroß, uneben	
5. IX.	walnußgroß, ca. 5 cm lang, lateral C. luteum	pferdebohnengroß, uneben	
10. IX.	walnußgroß, ca. 5 cm lang, medial flacher, later. gut haselnußgr., homogenes C. luteum	gut pferdebohnengroß, uneben	
16. IX.	Befund wie am 10. IX.	gut pferdebohnengroß, uneben	
17. X.	walnußgroß, 4—5 cm lang, lateral C. luteum		

Kuh Nr. 101 (Gut Hellersdorf). Schwarzbunt, ca. 5 Jahre alt. Gekalbt 29. XI. 1920. Gerindert und gedeckt am 12. IV. 1921. Danach nicht mehr gerindert, nicht tragend. Endometritis chronica. Nur zeitweilig getrübtes Sekret.

Datum	Rechtes Ovarium	Linkes Ovarium	Bemerkungen
30. V.	gut bohnengroß	kl. walnußgroß, *C. lut.*	
23. VI.	gut haselnußgroß mit kl. *C. luteum*	haselnußgroß, Oberfläche uneben	
1. VII.	gut bohnengroß	walnußgroß mit großem Follikel	
10. VII.	bohnengroß, breit, Oberfläche uneben, kleine Follikel	walnußgroß mit *C. luteum*	
13. VII.	gut bohnengroß, uneben, Follikel	walnußgroß, mit prominierendem C. lut.	
16. VII.	gut bohnengroß, uneben, Follikel	kl. walnußgroß, C. lut. weniger prominierend	
19. VII.	pferdebohnengr., kl. erbsengr. Follikel lateral	gut pferdebohnengroß	
21. VII.	pferdebohnengr., m. prominierendem Follikel	pferdebohnengroß, uneben	
26. VII.	walnußgroß mit ½ cm prominierend. C. lut.	pferdebohnengroß, etwas uneben	
1. VIII.	walnußgroß, länglich, lateral C. lut. prom.	pferdebohnengroß, etwas uneben	
8. VIII.	kl. walnußgroß, länglich, later. C.-luteum-Rest. Medial dicker u. fluktuierend	gut pferdebohnengroß	
15. VIII.	walnußgroß-länglich, *medial* haselnußgroßes *C. luteum*. Lateral C.-lut.-Rest	pferdebohnengroß	
22. VIII.	walnußgr.-länglich, weiches C. luteum medial	pferdebohnengroß, lateral breit, eben	
29. VIII.	kl. walnußgr., medial kl. C. luteum, etw. derber	gut pferdebohnengroß, lateral breiter	
1. IX.	gut pferdebohnengroß, C.-lut.-Rest medial	gut pferdebohnengroß, lateral breiter	Uterusspülung mit Jodlösung
5. IX.	gut pferdebohnengroß, C.-lut-Rest innen	kl. walnußgr., lat. gleichmäßig — *C. luteum*	
10. IX.	pferdebohnengroß, medial kl. Follikel	bis walnußgroß, lateral C. luteum	Uterusspülung mit Jodlösung
19. IX.		gerindert u. gedeckt	
20. X.	pferdebohnengroß, kurz, dick	bis walnußgroß, medial flach, *lateral C. luteum*	zäher Cervicalschleim
23. XI.		bis walnußgroß, lateral C. luteum	Trächtigkeit d. linken Hornes festgestellt

Es liegt bei dem Tiere ein brunstfreier Zeitraum vom 12. IV. bis 19. IX. vor. Das ist ein Zeitraum von 160 Tagen oder 8 Ovulationsperioden. Eine Brunst hätte also jedesmal erfolgen müssen am: 2. V., 22. V., 11. VI., 1. VII., 21. VII., 10. VIII., 30. VIII., 19. IX. Die Befunde reihen sich diesen Zeitabschnitten ohne weiteres ein. Diese Berechnung habe ich öfter machen können; sie stimmt jedoch nicht bei allen Tieren, da bekanntlich die Brunstintervalle nicht immer so gleichmäßig verlaufen.

Beiträge zur Sterilitätsbehandlung in Abortusbeständen. 63

Kuh Nr. 1 (Lübars). Schwarzbunt, ca. 11 Jahre alt. Gekalbt im November 1920, im Anschluß daran unvollständiger Uterusvorfall, der nach 14 Tagen ohne Behandlung verschwand. Endometritis chronica und cystöse Entartung der Eierstöcke. Mit der Untersuchung ging vom 28. VII. an eine Behandlung der Gebärmutter einher. Kuh hat niemals Brunst gezeigt.

Datum	Rechtes Ovarium	Linkes Ovarium	Bemerkungen
1. VI.	kl. hühnereigroß mit großer Cyste	gut bohnengroß	
16. VI.	kl. hühnereigroß mit dünnwandiger Cyste	gut bohnengroß	
30. VI.	gut walnußgroß mit 2 dickwandigen, etwa haselnußgroßen Cyst. lateral und medial	haselnußgroß	
12. VII.	gut walnußgroß mit dickwandiger Cyste	kl. hühnereigroß mit 2 großen dünnwandigen Cysten. Eine Cyste b. Palpation geplatzt. Die zweite Cyste ca. 3 cm Durchmesser	
20. VII.	gut walnußgroß mit dickwandiger Cyste	kl. hühnereigroß mit großer Cyste lateral	
28. VII.	kl. hühnereigroß mit dünnwandiger Cyste (ca. 3 cm Durchm.) lateral. Medial dickwandige kleinere Cyste	kl. hühnereigroß mit großer dünnwandiger Cyste lateral. 2 kleinere dickwandige Cysten medial	
3. VIII.	gut walnußgroß, etwas flach mit größerer fluktuierender Stelle am Margo liber	bis walnußgroß mit haselnußgroßer, praller Cyste	
30. VIII.	kl. walnußgroß, flach	7—8 cm lang, medial haselnußgroße, lateral walnußgroße Cyste (letztere zerdrückt)	
2. IX.	kl. walnußgroß, flach	5—6 cm lang, daumenstark, medial Cyste nicht zu zerdrücken	
6. IX.	walnußgroß, uneben, kl. Blase	ca. 5 cm lang, medial Fluktuation, lateral uneben, 2 cm breit	
19. IX.	kl. hühnereigroß, medial 2 große Cysten, die beide leicht abzudrücken sind. Nach d. Zerdrücken verbleibt haselnußgroßer Rest	ca. 4 cm lang, breit, flach	
30. IX.	walnußgroß	gut walnußgroß, große Cyste medial zerdrückt	
11. X.	gut hühnereigr., Cysten z. T. derb, z. T. dünner	kl. walnußgroß	

Gruppe V. Befunde von tragenden Kühen.

Kuh Nr. 20 (Hellersdorf). Schwarzbunt. Gedeckt am 25. V. 1921.

Datum	Rechtes Ovarium	Linkes Ovarium	Bemerkungen
30. V.	gut haselnußgroß, C. lut.	gut bohnengroß	— 15. VI.[1]
23. VI.	gut haselnußgroß mit C. luteum	gut bohnengroß, uneben	
1. VII.	gut haselnußgroß mit Follikel	haselnußgroß	— 5. VII.
10. VII.	gut haselnußgroß mit Follikel	gut bohnengroß, flach, dreieckig mit Follikel	
16. VII.	gut haselnußgroß, C. lut.	bohnengroß	
26. VII.	haselnußgroß, gut erbsgroßer Follikel, C. lut.	bohnengroß, sehr uneben mit kl. Follikeln	— 26. VII.
1. VIII.	gut haselnußgroß, großes C. luteum	kl. haselnußgroß, uneben	
8. VIII.	gut haselnußgroß, großes C. luteum	pferdebohnengroß, breit uneben	
15. VIII.	haselnußgroß, C. luteum am bohnengroßen Eierstockrest	haselnußgroß mit mehreren Follikeln	— 15. VIII.

Follikel treten in regelmäßigen Intervallen um die Zeit, wo ohne Trächtigkeit eine neue Brunst hätte eintreten müssen, hervor. Das Corpus luteum graviditatis wird dadurch zeitweise verdeckt.

Kuh Nr. 78 (Hellersdorf). Schwarzbunt, gedeckt am 25. V. 1921.

Datum	Rechtes Ovarium	Linkes Ovarium	Bemerkungen
30. V.	kl. walnußgroß, C. lut.	bohnengroß	— 15. VI.
23. VI.	länglich, 3 cm lang, 1 cm dick, C. luteum	bohnengroß	
1. VII.	länglich, 3 cm lang, 1 cm dick. C. luteum	bohnengroß	— 5. VII.
10. VII.	haselnußgroßes C. lut. am bohnenförmigen Rest d. Eierstockes	gut bohnengroß mit erbsgroßem Follikel	
16. VII.	kl. walnußgroß, C. lut.	bohnengroß, uneben	
19. VII.	gut haselnußgroß, großes C. luteum	gut bohnengroß, flach, Oberfläche uneben	
26. VII.	gut haselnußgroß, flach mit einigen Follikeln und C. luteum	gut bohnengroß mit Follikel	— 26. VII.
1. VIII.	kl. walnußgroß mit groß. C. luteum	kl. haselnußgroß, uneben	
8. VIII.	kl. walnußgroß, C. lut. haselnußgroß	gut pferdebohnengr., uneben, lateral Follikel	
15. VIII.	haselnußgroßes C. lut. am bohnenförmigen Eierstocksrest	pferdebohnengroß, schmal	— 15. VIII.

Bemerkungen wie oben.

---

[1] Die Daten rechts entsprechen den einzelnen Perioden.

Literaturverzeichnis.

[1]) *Albrechtsen*, Die Unfruchtbarkeit des Rindes. 1920. — [2]) *Bang*, Arch. f. wissenschaftliche u. prakt. Tierheilk. 1907. — [3]) *Beach*, Ref. Ellenberger-Schütz, Jahresberichte 1907, S. 116. — [4]) *Bevan*, Ref. Dtsch. tierärztl. Wochenschr. 1920, Nr. 23. — [5]) *Bongardt*, Arch. f. wissensch. u. prakt. Tierheilk. **47**, Heft 1. 1921. — [6]) *Büchli*, Dtsch. tierärztl. Wochenschr. 1919. — [7]) *Cotton*, Ref. Ellenberger-Schütz, Jahresberichte 1913. — [8]) *Dalkiewicz*, Berl. tierärztl. Wochenschr. 1916, Nr. 47, 48, 49. — [9]) *Dene*, Sächs. Jahres-Veterinärberichte **58**, 81. — [10]) *Eichhorn*, Sächs. Jahres-Veterinärberichte **56**, 60. — [11]) *Evans*, zit. nach Steck, Nr. 37. — [12]) *Haase*, Berl. tierärztl. Wochenschr. 1915, S. 29. — [13]) *Harms*, Lehrbuch der tierärztlichen Geburtshilfe. 1920. — [14]) *Hasenkamp*, Arch. f. wissensch. u. prakt. Tierheilk. 1913, S. 422. — [15]) *Haupt*, Landwirtschaftliche Hefte 1921, Nr. 47. — [16]) *Heß*, Die Sterilität des Rindes 1920. — [17]) *Holth*, Zeitschr. f. Infektionskrankh. 1911. — [18]) *Hutyra-Marek*, Spezielle Pathologie und Therapie der Haustiere. 1920. — [19]) *Kaltenegger*, Wien. tierärztl. Monatsschr. **12**. 1915. — [20]) *Krupski*, Schweizer Arch. **59**. 1917. — [21]) *McFadyean-Stockmann*, Der epizootische Abortus des Rindes. Nach dem amtlichen Bericht der englischen Kommission, besprochen von Holterbach, Dtsch. tierärztl. Wochenschr. 1910, Nr. 31. — [22]) *Nocard*, Réc. de méd. vét. 1886, S. 669. — [23]) *Nielsen-Sörring*, Maanedsskr. f. Dyrlaeger **10**, 321. [24]) *Pißl*, Dtsch. tierärztl. Wochenschr. 1911, S. 673. — [25]) *Poth*, Sächs. Jahres-Veterinärberichte **62**, 79. — [26]) *Poulsen*, zit. nach Albrechtsen, Nr. 1. — [27]) *Raebiger*, Tätigkeitsbericht des bakteriologischen Instituts der Landwirtschaftskammer für die Prov. Sachsen 17/18, 18/19. — [28]) *Reisinger*, Berl. tierärztl. Wochenschr. 1912, S. 241. — [29]) *Reinhardt*, Monatsh. f. prakt. Tierheilk. — [30]) *Rivabello*, Ref. Dtsch. tierärztl. Wochenschr. 1920. — [31]) *Robin*, Ref. Berl. tierärztl. Wochenschr. 1921, S. 173. — [32]) *Robinson*, Ref. Berl. tierärztl. Wochenschr. 1921. S. 173. — [33]) *Scheidegger*, Die Sterilität des Rindes. — [34]) *Schermer*, Dtsch. tierärztl. Wochenschr. 1920, S. 253. — [35]) *Schumann*, Arch. f. wissensch. u. prakt. Tierheilk. 1914; Berl. tierärztl. Wochenschr. 1917, S. 381. — [36]) *Stålfors*, Monatsh. f. prakt. Tierheilk. 1916 u. 1917. — [37]) *Steck*, Schweizer Arch. 1916, S. 547. — [38]) *Stickdorn*, Berl. tierärztl. Wochenschr. 1921, Nr. 43. — [39]) *Sustmann*, Dtsch. tierärztl. Wochenschr. 1916. — [40]) *Sven Wall*, Zeitschr. f. Infektionskrankh. 1911, S. 15. — [41]) *Thomsen*, Dtsch. tierärztl. Wochenschr. 1916. — [42]) *Wester*, Eierstock und Ei. 1921. — [43]) *Witt*, Dtsch. tierärztl. Wochenschr. 1917 u. 1918, Tierärztl. Rundschau 1921. — [44]) *Rautmann*, Landwirtschaftl. Wochenschr. f. d. Prov. Sachsen 1916. — [45]) *Wolff*, Berl. tierärztl. Wochenschr. 1912. — [46]) *Wyss*, Schweizer Arch. f. Tierheilk. **54**. — [47]) *Zschokke*, Die Unfruchtbarkeit des Rindes. 1900. — [48]) *Zwick-Zeller*, Arbeiten a. d. Kaiserl. Gesundheitsamt **43**, Heft 1. 1913. — [49]) *Zwick*, Berl. tierärztl. Wochenschr. 1913, S. 22. — [50]) *Zwick-Zeller-Krage-Gminder*, Arbeiten a. d. Reichsgesundheitsamt 1920.

If you have any concerns about our products or
you can contact us via
Production: inquiry@longchampcare.com

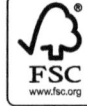

MIX
Papier aus verantwortungsvollen Quellen
Paper from responsible sources
FSC® C105338

If you have any concerns about our products,
you can contact us on
ProductSafety@springernature.com

In case Publisher is established outside the EU,
the EU authorized representative is:
**Springer Nature Customer Service Center GmbH
Europaplatz 3, 69115 Heidelberg, Germany**

Printed by Libri Plureos GmbH
in Hamburg, Germany